RÉGIME DASH 2025

110 Recettes De Nouvelles Stratégies Alimentaires pour une vie Saine Une approche Moderne de la Santé et du Bien-être

KLARLOCK

CLAUSE DE NON-RESPONSABILITÉ

Ce livre vise à fournir du matériel utile et informatif sur les sujets abordés dans la publication. Il est vendu étant entendu que l'auteur et l'éditeur ne sont pas engagés à fournir des services médicaux personnels, des soins de santé ou d'autres services professionnels dans le livre. Le lecteur doit consulter son médecin, son prestataire de soins de santé ou tout autre professionnel compétent avant d'adopter les suggestions de ce livre ou de tirer des conclusions. L'auteur et l'éditeur déclinent expressément toute responsabilité pour toute responsabilité, perte ou risque, personnel ou autre, découlant, directement ou indirectement, de l'utilisation et de l'application de tout contenu de ce livre.

NOTE

Toutes les recettes de ce livre sont conçues pour quatre personnes. Pour cette quantité, il faut considérer les ingrédients indiqués dans les recettes. Si vous devez modifier la portion, il est recommandé d'ajuster proportionnellement les doses des ingrédients. Il est également recommandé de suivre scrupuleusement les instructions de préparation et de cuisson pour obtenir le meilleur résultat. Dans le contexte de ce livre, lorsque nous faisons référence à « une tasse » comme unité de mesure des ingrédients, nous entendons l'utilisation d'une tasse de cuisine standard d'une capacité d'environ 240 millilitres. Il est indispensable d'utiliser une tasse à mesurer pour obtenir les bonnes quantités d'ingrédients. Si vous n'avez pas de verre doseur, vous pouvez utiliser un verre doseur gradué en veillant à bien correspondre aux proportions indiquées. Voici quelques exemples 1 Tasse de farine 100 gr. 1 tasse de riz 200 gr. 1 Tasse de Quinoa 200 gr

RÉSUMÉ

INTRODUCTION AU RÉGIME DASH

L'HISTOIRE ET L'ORIGINE DU RÉGIME DASH

QU'EST-CE QUE C'EST, LE RÉGIME DASH

LES BIENFAITS DU RÉGIME DASH

FONDAMENTAUX DU RÉGIME DASH

EXEMPLES DE MENUS HEBDOMADAIRES

ACTIVITÉ PHYSIQUE ET RÉGIME DASH

L'AVENIR DU RÉGIME DASH PERSPECTIVES ET NOUVELLES RECHERCHES

RECETTES D'ENTRÉES ET DE SMOOTHIES

39 SALADE DE POIS CHICHES ET TOMATE

40 CROSTINI TOMATE ET AVOCAT

41 ROLLUP DE SAUMON FUMÉ

42 BROCHETTES DE CREVETTES ET LÉGUMES

44 OEUFS FARCIS AU HOUMOUS

46 BRUSCHETTA AUX HARICOTS NOIRS

48 CARPACCIO DE COURGETTES

50 GUACAMOLE ET CHIPS DE MAÏS

52 AUBERGINES CAPRESE

54 FLADS D'OMELETTE AUX LÉGUMES

56 SMOOTHIE FRAISE ET BANANE

57 SMOOTHIE AUX ÉPINARDS ET BANANE

58 SMOOTHIE BLEUETS ET AMANDES

59 SMOOTHIE KIWI ET BANANE

60 SMOOTHIES MANGUE ET ANANAS

61 SMOOTHIE À L'AVOCAT ET À LA CORIANA

63 SMOOTHIE FRAISE ET RHUBARBE

64 SMOOTHIE PÊCHE ET MANGUE

65 SMOOTHIE BANANE ET NOIX DE COCO

66 SMOOTHIES AU YAOURT FRAISE ET VANILLE

RECETTES PREMIERS PLATS

68 SPAGHETTI AUX ARTICHAUTS

70 SPAGHETTI AUX FRUITS DE MER

73 SPAGHETTI AU CITROUILLE AVEC SAUCE MARINARA ET PARMESAN

76 PÂTES DE RIZ BRUN AU CHOU NOIR ET PESTO DE NOIX

78 LINGUINE AUX CREVETTES, ÉPINARDS ET TOMATES

81 SOUPE DE TOMATE ET LÉGUMES AU QUINOA

83 SOUPE DE LÉGUMES À L'ORGE CUIT LENTE

86 SOUPE DE CITROUILLE AU MIEL ET AU GINGEMBRE

88 SOUPE DE POIS CHICHES ET LÉGUMES

91 SOUPE AU BROCOLI ET AU FROMAGE

93 SALADE DE QUINOA ET HARICOTS NOIRS

95 RIZ BRUN ET LÉGUMES PAN-SAUTE

97 RIZ SAUVAGE ET CHAMPIGNONS PILAF

99 JAMBALAYA AU POULET ET LÉGUMES

102 RIZ FRIT AUX CREVETTES ET LÉGUMES

104 RAGOÛT DE LENTILLES ET LÉGUMES

106 CHILI PATATE DOUCE ET HARICOTS NOIRS

108 CHILI DE DINDE ET LÉGUMES

110 RAGOÛT DE HARICOTS ET LÉGUMES

112 MINESTRONE AVEC ORGE ET HARICOTS

114 SOUPE DE LENTILLES AU CHOU ET TOMATES

116 SOUPE ÉPICÉE AUX HARICOTS NOIRS AVEC MAÏS ET TOMATES

118 SOUPE DE QUINOA ET LÉGUMES

120 SOUPE DE POULET ET LÉGUMES À L'ORGE

123 BROCHETTES DE LÉGUMES GRILLÉS AU CITRON ET À L'AIL

125 PATATES DOUCES AU FOUR AU ROMARIN ET AIL

127 BROCOLI VAPEUR AU CITRON ET PARMESAN

129 COURGETTES GRILLÉES GLAÇÉES AU VINAIGRE BALSAMIQUE

131 ÉPINARDS SAUTÉS À L'AIL ET AU CITRON

133 LASAGNES DE DINDE À LA RICOTTA MAIGRE

135 LASAGNES DE LÉGUMES AUX ÉPINARDS, COURGETTES ET AUBERGINES

138 LASAGNES À LA CITROUILLE ET À LA MOZZARELLA MAIGRE

141 SAUMON GRILLÉ AU CITRON ET HERBES AROMATIQUES

143 MORUE AU FOUR AVEC SAUCE TOMATE ET OLIVE

145 TILAPIA EMBALLÉS AU CITRON ET CÂPRES

147 SALADE DE THON AVEC YAOURT GREC ET AVOCAT

149 PENNE AUX TOMATES RÔTIES, AIL ET HUILE D'OLIVE

151 PENNE AU PESTO, TOMATES ET PARMESAN

153 PENNE AUX LÉGUMES RÔTIS ET FROMAGE FETA MAIGRE

155 SALADE DE HARICOTS NOIRS ET MAÏS AVEC SAUCE AU LIME

157 SOUTIE AUX LENTILLES ET LÉGUMES

159 POIS CHICHES ET CURRY DE LÉGUMES

161 SALADE AUX TROIS HARICOTS AVEC VINAIGRETTE

163 OMELETTE AUX ÉPINARDS ET FETA

165 OMELETTE AUX CHAMPIGNONS ET FROMAGE SUISSE

167 BLANCHE OMELETTE BLANCHE AU FROMAGE SKINNY ET LÉGUMES

169 OMELETTE GRECQUE AUX ÉPINARDS, TOMATE ET FROMAGE FETA

171 SAUMON AU FOUR AUX LÉGUMES

173 THON AUX SAUCES VERTES ET POIRE DE POIS CHICHES

RECETTES DEUXIÈME PLATS

176 POULET RÔTI AUX POMMES DE TERRE ET ROMARIN

178 RAGOÛT DE POULET ET POMMES DE TERRE

180 POULET AUX AMANDES ET ÉPINARDS

182 POULET CURRY AUX LÉGUMES

184 POULET CITRON AUX ASPERGES

186 POULET GRILLÉ AUX ARTICHAUTS ET TOMATES

188 POULET CACCIATORA AUX CAROTTES ET CÉLERI

190 POULET AUX POIVRONS ET COURGETTES

192 POULET PAPRIKA AVEC OIGNONS ET POIVRONS

194 DINDE AUX COURGETTES ET AUBERGINES GRILLÉES

196 DINDE AU FOUR AUX LÉGUMES

198 SAUMON AU FOUR AUX ASPERGES

200 THON GRILLÉ AUX TOMATES ET CÂPRES

202 BAR EN PAPIER AUX ARTICHAUTS ET POMMES DE TERRE

204 BROCHETTES DE CREVETTES AUX COURGETTES ET TOMATES

206 FILETS DE DAURADE AU CITRON AVEC SALADE D'ARTICHAUTS ET ASPERGES

208 SOLE AU FOUR AUX ARTICHAUTS ET PERSIL

210 POIVRONS FARCIS AU QUINOA ET LÉGUMES

212 COURGETTES FARCIES À LA RICOTTA ET AUX ÉPINARDS

214 OMELETTE AUX ARTICHAUTS ET OIGNONS

216 SALADE D'ASPERGES AUX OEUFS BOUILLIS ET AMANDES

218 TARTE AUX ASPERGES ET RICOTTA

220 CHOU-FLEUR GRATINÉ À LA SAUCE TOMATE ET BASILIC

222 ARTICHAUTS À LA ROMAINE AUX POMMES DE TERRE

224 ASPERGES AU FOUR AU JAMBON ET FROMAGE

226 OMELETTE AUX ASPERGES ET BACON

228 TRANCHES DE BOEUF AVEC ROQUETTE ET TOMATES

230 RAGOÛT DE BOEUF AUX POMMES DE TERRE ET CAROTTES

233 BOEUF ET ASPERGES DANS UNE POÊLE

235 RÔTI DE BOEUF AUX ARTICHAUTS ET POMMES DE TERRE

237 BOULETTES DE BOEUF AUX ÉPINARDS

240 CÔTELETTES DE PORC AUX POMMES ET POMMES DE TERRE

243 RÔTI DE PORC AUX PRUNES ET CAROTTES

246 BROCHETTES DE PORC AUX LÉGUMES GRILLÉS

249 FILLET DE PORC SAUCE MOUTARDE ET MIEL

RECETTES D'ACCOMPAGNEMENT

252 SALADE D'ÉPINARDS ET DE FRAISE

254 LÉGUMES GRILLÉS

256 QUINOA AUX LÉGUMES

258 HARICOTS VERTS VAPEUR AUX AMANDES GRILLÉES

260 SALADE DE CONCOMBRES ET TOMATES

263 BROCOLI SAUTÉ À L'AIL ET AU CITRON

265 ASPERGES GRILLÉES AU CITRON ET PARMESAN

INTRODUCTION AU RÉGIME DASH

Le Régime Dash 2025 (Dietary Approaches to Stop Hypertension) est un régime alimentaire créé par le National Institute for Health (NIH) des États-Unis dans le but de prévenir ou d'améliorer l'hypertension (hypertension artérielle). Basé sur des recherches scientifiques, le régime DASH vise à abaisser la tension artérielle grâce à une approche alimentaire riche en nutriments spécifiques et à teneur réduite en sodium. Qu'est-ce qui rend le régime DASH spécial ? Accent mis sur les fruits, les légumes et les grains entiers : ces aliments sont riches en potassium, magnésium, calcium et fibres, tous des nutriments qui aident à réguler la tension artérielle. Protéines maigres : Le régime DASH encourage la consommation de protéines provenant de sources telles que le poisson, la volaille, les légumineuses et le tofu, qui fournissent des nutriments essentiels sans augmenter les taux de cholestérol saturé.

Produits laitiers faibles en gras : choisir des produits laitiers comme le lait écrémé ou le yaourt faible en gras fournit du calcium et de la vitamine D importants pour la santé des os, sans excès de graisses saturées. Graisses saines : Le régime DASH met l'accent sur les graisses monoinsaturées et polyinsaturées provenant de sources comme l'huile d'olive, les avocats et les noix, qui favorisent la santé cardiaque. Réduire le sodium : Une consommation excessive de sodium peut augmenter la tension artérielle. Le régime DASH limite l'apport en sodium à moins de 2 300 milligrammes par jour (ou 1 500 milligrammes pour certaines catégories de personnes). Limiter les sucres ajoutés : Une consommation excessive de sucres ajoutés peut entraîner une prise de poids et d'autres problèmes de santé. Le Régime Dash encourage à limiter les sucres ajoutés, en privilégiant les aliments frais et entiers.

L'HISTOIRE ET L'ORIGINE DU RÉGIME DASH

Le Régime Dash (Dietary Approaches to Stop Hypertension) est né dans les années 1980 par l'Institut National de la Santé (NIH) dans le but de trouver un régime progressif permettant de réduire efficacement la tension artérielle. Les recherches menées par des médecins et des chercheurs du NIH se sont appuyées sur l'observation de plusieurs populations présentant des taux d'hypertension nettement inférieurs à ceux des pays occidentaux. En analysant leurs habitudes alimentaires, une caractéristique commune a été identifiée : une consommation élevée de fruits, de légumes, de grains entiers et de produits laitiers faibles en gras, combinée à un faible apport en sodium et en graisses saturées. Ces observations ont conduit à la création du Régime Dash, officiellement présenté en 1997 comme un régime capable de prévenir et d'améliorer l'hypertension chez

manière naturelle et complémentaire à l'usage des drogues. Facteurs ayant contribué au développement du régime DASH : Préoccupation concernant l'hypertension : L'hypertension était un problème de santé publique croissant, avec un impact significatif sur la morbidité et la mortalité. Une approche non pharmacologique de sa prise en charge a été recherchée. Recherche sur la nutrition et la tension artérielle : Des études épidémiologiques et expérimentales avaient déjà mis en évidence le rôle de certains nutriments et habitudes alimentaires dans le contrôle de la tension artérielle.

Comparaison entre cultures alimentaires : L'analyse des habitudes alimentaires des populations présentant de faibles taux d'hypertension a fourni des informations importantes pour la définition des principes clés du régime DASH.

Evolution du régime DASH au fil du temps :
Au fil des années, le régime DASH a fait l'objet de recherches et d'affinements supplémentaires, avec l'ajout de nouvelles recommandations et une adaptation aux besoins nutritionnels spécifiques des différentes tranches d'âge et conditions de santé.

Aujourd'hui, le Régime DASH est reconnu comme une approche alimentaire efficace et sûre pour prévenir et contrôler l'hypertension, ainsi que pour promouvoir une meilleure santé globale. Il est recommandé par de nombreuses autorités sanitaires et associations médicales à travers le monde. Le Régime DASH représente un exemple de la manière dont la nutrition peut jouer un rôle fondamental dans la gestion de la santé et la prévention des maladies chroniques.

QU'EST-CE QUE C'EST LE RÉGIME DASH

Le régime DASH est un type de régime développé pour aider à prévenir et à contrôler l'hypertension artérielle. Ce régime repose sur l'augmentation de votre consommation d'aliments riches en nutriments connus pour avoir un effet positif sur la tension artérielle, tels que les fruits, les légumes, les céréales complètes, les protéines maigres et les produits laitiers faibles en gras. Le régime DASH implique notamment une consommation élevée de potassium, de magnésium, de calcium, de fibres et de protéines végétales. Le régime DASH implique également de réduire votre consommation d'aliments riches en graisses saturées, en cholestérol et en sodium , connus pour augmenter le risque d'hypertension.

Les aliments tels que les viandes rouges, les boissons sucrées, les aliments frits et les aliments transformés sont limités dans le régime DASH. L'objectif principal du régime DASH est d'augmenter l'apport de nutriments sains et de réduire l'apport de substances nocives. De nombreuses études ont montré que le régime DASH peut aider à abaisser la tension artérielle et à améliorer la santé globale du cœur et des vaisseaux sanguins. En résumé, le régime DASH est une alimentation saine et équilibrée qui peut aider à prévenir et à contrôler l'hypertension artérielle. Il favorise une consommation élevée d'aliments nutritifs et une réduction de l'apport de substances nocives pour la santé, ce qui peut entraîner de nombreux bénéfices pour la santé globale du cœur et des vaisseaux sanguins.

LES BIENFAITS DU RÉGIME DASH

Le Régime Dash a été initialement développé pour aider les personnes souffrant d'hypertension artérielle, mais il a depuis été démontré qu'il présente de nombreux avantages pour la santé. L'un des principaux avantages du régime DASH est sa capacité à réduire le risque de maladie cardiaque et d'accident vasculaire cérébral. En effet, le régime met l'accent sur les aliments faibles en graisses saturées et riches en nutriments connus pour être bons pour le cœur, comme le potassium, le magnésium et les fibres. Des études ont montré que les personnes qui suivent le régime DASH ont une tension artérielle plus basse et des taux de cholestérol LDL (ou « mauvais ») plus faibles, qui sont deux facteurs de risque clés de maladie cardiaque et d'accident vasculaire cérébral. Aide à la perte et à la gestion du poids Le régime DASH est également efficace pour la perte et la gestion du poids.

Parce que le régime met l'accent sur les aliments complets et riches en nutriments et limite, les aliments transformés et les boissons sucrées peuvent aider les gens à réduire leur apport calorique global sans avoir faim ni se priver. Des études ont montré que les personnes qui suivent le régime DASH perdent du poids et parviennent plus facilement à maintenir leur poids au fil du temps. Réduit le risque de certains types de cancer, des recherches ont également montré que le régime DASH peut réduire le risque de certains types de cancer, notamment le cancer colorectal, du sein et de la prostate. En effet, le régime alimentaire met l'accent sur les aliments riches en antioxydants et autres nutriments dont il a été démontré qu'ils ont des propriétés anticancéreuses. De plus, le régime DASH encourage la consommation d'aliments riches en fibres, ce qui peut contribuer à favoriser la régularité des selles et à réduire le risque de cancer du côlon.

Durable et facile à suivre Enfin, l'un des principaux avantages du régime DASH est qu'il est durable et facile à suivre. Contrairement à de nombreux régimes à la mode qui nécessitent le strict respect de règles et de restrictions complexes, le régime DASH est un régime alimentaire flexible et adaptable qui peut être personnalisé en fonction des goûts et des préférences de chacun. Cela rend plus probable que les gens s'en tiennent à ce régime à long terme, ce qui peut entraîner des bienfaits durables pour la santé. Le régime DASH est un régime alimentaire sain qui peut apporter de nombreux avantages aux personnes de tous âges et de tous horizons. Que vous cherchiez à réduire votre risque de maladie cardiaque, à gérer votre poids ou simplement à vous sentir mieux en général, le régime DASH est un excellent point de départ.

FONDAMENTAUX DU RÉGIME DASH

Le régime DASH (Dietary Approaches to Stop Hypertension) repose sur des principes nutritionnels solides qui visent à réduire la tension artérielle de manière naturelle et sûre, tout en favorisant une meilleure santé globale.

Voici les pierres angulaires fondamentales du régime DASH :

1. Consommation abondante de fruits et légumes :

Recommandé au moins 810 portions par jour.

Choisissez une variété de couleurs pour obtenir un large spectre de nutriments et d'antioxydants.

Choisissez des fruits et légumes frais de saison

2. Les céréales complètes comme base de l'alimentation : Prendre 68 portions par jour.

Optez pour des céréales complètes comme le pain complet, le riz brun, les pâtes complètes et l'avoine. Les grains entiers fournissent des fibres, des vitamines, des minéraux et une sensation de satiété prolongée.

3. Produits laitiers allégés :

Incluez 23 portions par jour.

Choisissez du lait écrémé, du yaourt faible en gras ou des fromages faibles en gras.

Les produits laitiers fournissent du calcium, de la vitamine D et des protéines importantes pour la santé des os et des muscles.

4. Les protéines maigres comme principale source de protéines : Mangez 23 portions par jour.

Optez pour des protéines maigres comme le poisson, la volaille, les légumineuses, le tofu et les haricots.

Les protéines maigres fournissent des acides aminés essentiels à la construction et au maintien des tissus, sans augmenter les taux de cholestérol saturé.

5. Des graisses saines avec modération :

Limitez les gras saturés et trans à moins de 6 pour cent des calories totales.

Concentrez-vous sur les graisses monoinsaturées et polyinsaturées provenant de sources telles que l'huile d'olive, l'avocat, les noix et les graines.

Les graisses saines favorisent la santé cardiaque et réduisent le risque de maladies chroniques.

6. Réduisez le sodium :

Limitez votre consommation de sodium à moins de 2 300 milligrammes par jour (ou 1 500 milligrammes pour certaines catégories de personnes). Réduire la consommation d'aliments emballés, salés et transformés. Utilisez des herbes et des épices pour parfumer les plats au lieu du sel.

EXEMPLES DE MENUS HEBDOMADAIRES

Voici un exemple de menu hebdomadaire qui suit les principes du Régime Dash :

Jour 1 :

Petit-déjeuner : flocons d'avoine aux baies et aux noix, yaourt faible en gras aux fruits frais.

Déjeuner : Salade de quinoa aux légumes grillés et poulet grillé, pain complet.

Snack : Fruits frais, crudités avec houmous.

Dîner : Saumon au four avec légumes grillés .

Jour 2:

Petit-déjeuner : smoothie aux fruits avec yaourt allégé et graines de chia, pain complet grillé à l'avocat.

Déjeuner : Soupe de lentilles avec pain complet, salade verte aux tomates et concombres.

Snack : Mélange de fruits secs et de noix, yaourt allégé.

Dîner : Tofu sauté aux légumes et riz brun.

Jour 3 :

Petit déjeuner : œufs brouillés aux légumes et pain complet, yaourt allégé aux fruits frais.

Déjeuner : Salade de pois chiches au thon, tomates, olives et feta allégée, pain complet.

Snack : Fruits frais, crudités avec houmous.

Dîner : Poulet au four avec patates douces et brocoli cuit à la vapeur.

Jour 4 :

Petit déjeuner : Omelette aux légumes et fromage

pain grillé complet faible en gras avec avocat.

Déjeuner : Salade de quinoa aux légumes grillés et tempeh grillé, pain complet.

Snack : Yaourt faible en gras avec fruits frais et granola.

Dîner : Saumon au four avec patates douces et asperges cuites à la vapeur.

Jour 5 :

Petit-déjeuner : smoothie aux fruits avec yaourt faible en gras et beurre de cacahuète, pain complet grillé au beurre d'amande.

Déjeuner : Soupe minestrone avec pain complet, salade verte aux tomates et mozzarella allégée.

Snack : Mélange de fruits secs et de noix, yaourt allégé.

Dîner : Tofu sauté aux légumes et riz brun.

Jour 6 : Petit-déjeuner : œufs au four avec avocat et pain complet, yaourt allégé aux fruits frais.

Déjeuner : Salade de poulet à l'avocat, tomates, concombres et feta allégée, pain complet.

Snack : Fruits frais, crudités avec houmous.

Dîner : Saumon au four avec patates douces et choux de Bruxelles cuits à la vapeur.

Jour 7 : Petit-déjeuner : Crêpes complètes au sirop d'érable et fruits frais, yaourt allégé aux fruits frais.

Déjeuner : Salade de quinoa aux légumes grillés et crevettes grillées, pain complet.

Snack : Fruits frais, crudités avec houmous.

Dîner : Poulet au four avec patates douces et carottes cuites à la vapeur.

ACTIVITÉ PHYSIQUE ET RÉGIME DASH

Combinez activité physique et Régime Dash pour une santé optimale

Le Régime Dash, riche en fruits, légumes, grains entiers, protéines maigres et produits laitiers faibles en gras, constitue une approche diététique efficace pour la prévention et le contrôle de l'hypertension. Cependant, pour maximiser les bienfaits pour la santé et atteindre un bien-être général, il est essentiel de combiner le Régime Dash avec une activité physique régulière .

Pourquoi l'activité physique est-elle importante dans le Régime Dash ?

Améliore l'effet hypotenseur : L'exercice physique contribue à réduire la tension artérielle indépendamment de l'alimentation, en agissant sur différents mécanismes physiologiques.

Favorise le contrôle du poids : Associée à une alimentation saine comme DASH, l'activité physique aide

maintenir un poids santé ou le perdre progressivement, réduisant ainsi le risque d'obésité et ses complications.

Améliore la santé cardiovasculaire : L'exercice régulier renforce le cœur et les poumons, augmente l'endurance et diminue le risque de maladie cardiaque, d'accident vasculaire cérébral et de diabète de type 2.

Réduit le stress : L'activité physique aide à réduire les niveaux de stress, qui peuvent contribuer à l'hypertension artérielle et à d'autres problèmes de santé.

Améliore l'humeur et la qualité de vie : L'exercice régulier est associé à une amélioration de l'humeur, des niveaux d'énergie et de la qualité du sommeil, contribuant ainsi à un plus grand bien-être général.

Quels types d'activité physique sont recommandés dans le Régime Dash ?

Selon les directives américaines en matière d'activité physique, il est recommandé de faire au moins 150 minutes d'activité physique aérobie modérée ou 75 minutes d'activité physique aérobie vigoureuse chaque semaine.

L'activité physique aérobie modérée comprend la marche rapide, la natation, le vélo ou la danse. Une activité physique aérobique vigoureuse comprend la course, le sprint ou la nage rapide. En plus de l'activité physique aérobique, il est important d'inclure également des exercices de musculation au moins deux jours par semaine. Les exercices de musculation aident à développer et à maintenir la masse musculaire, ce qui favorise un métabolisme plus efficace et brûle plus de calories, même au repos.

L'AVENIR DU RÉGIME DASH PERSPECTIVES ET DE NOUVELLES RECHERCHES

Le Régime Dash , avec sa solide base scientifique et ses bienfaits prouvés pour la santé, continue de jouir d'une grande popularité et d'une grande reconnaissance en tant qu'approche alimentaire efficace pour prévenir et contrôler l'hypertension et promouvoir la santé globale. En regardant vers l'avenir, plusieurs tendances et nouvelles recherches émergent dans le paysage du régime DASH, le positionnant comme un modèle alimentaire en constante évolution et adaptable à l'évolution des besoins nutritionnels :

1. Personnalisation et adaptation culturelle :

L'adaptation du Régime Dash aux besoins individuels, aux préférences culturelles et aux conditions de santé spécifiques est un domaine d'intérêt croissant.

Les recherches futures se concentreront sur l'adaptation du régime DASH à différents contextes culturels et démographiques, garantissant l'accès et l'équité pour tous.

2. Intégration avec des technologies innovantes : L'utilisation de technologies innovantes, telles que des applications pour smartphone, des outils de surveillance nutritionnelle et des plateformes de télémédecine, peuvent faciliter la planification des repas, la gestion du régime et un accompagnement personnalisé pour ceux qui suivent le Régime Dash.

3. L'accent est mis sur la santé intestinale :

Le lien entre la santé intestinale et la santé globale devient de plus en plus évident. Les recherches futures exploreront le rôle du Régime Dash dans la promotion d'un microbiome intestinal sain et son impact potentiel sur la prévention des maladies chroniques.

RECETTES D'ENTRÉES ET DE SMOOTHIES

SALADE DE POIS CHICHES ET TOMATE

Temps de préparation : 10 minutes

Doses pour 4 personnes :

400 g de pois chiches en conserve, égouttés et rincés

3 tomates mûres, coupées en cubes

1/2 oignon rouge, haché

1/4 tasse de persil frais haché

2 cuillères à soupe de jus de citron frais

2 cuillères à soupe d'huile d'olive extra vierge

Préparation:

Dans un grand bol, mélanger les pois chiches, les tomates en dés, l'oignon rouge haché et le persil frais. Dans une tasse, mélangez le jus de citron et l'huile d'olive extra vierge. Versez la vinaigrette sur le bol de pois chiches et de tomates et mélangez bien. Servir en portions individuelles.

CROSTINI DE TOMATE ET AVOCAT

Temps de préparation : 15 minutes

Doses pour 4 personnes :

4 tranches de pain complet, coupées en deux

1 avocat mûr, écrasé

2 tomates mûres, coupées en fines tranches

1/4 tasse d'herbes fraîches hachées

(basilic, persil, thym, etc.)

Préparation:

Faire griller les tranches de pain complet jusqu'à ce qu'elles soient dorées. Étalez la purée d'avocat sur les tranches de pain grillées. Placez les tranches de tomates sur l'avocat. Saupoudrer d'herbes fraîches hachées. Servir par portions de 2 croûtons par personne.

ROLLUP DE SAUMON FUMÉ

Temps de préparation : 10 minutes

Doses pour 4 personnes :

8 tranches de saumon fumé

250 g de fromage léger à tartiner

1 cuillère à soupe de jus de citron frais

1/4 tasse d'oignon rouge haché

1/4 tasse de concombres hachés

Préparation

Dans un bol, mélangez le fromage à la crème, le jus de citron frais, l'oignon rouge haché et le concombre haché. Disposez les tranches de saumon sur une planche à découper. Étalez le mélange de fromage à la crème sur les tranches de saumon. Roulez bien les tranches de saumon en formant un rouleau. Coupez le rouleau de saumon en 8 morceaux. Servir en portions de 2 morceaux par personne.

BROCHETTES DE CREVETTES ET LÉGUMES

Temps de préparation : 20 minutes

Doses pour 4 personnes :

16 grosses crevettes décortiquées et nettoyées

1 poivron rouge, coupé en dés

1 poivron jaune, coupé en dés

1 oignon rouge, coupé en dés

8 tomates cerises, coupées en deux

2 cuillères à soupe d'huile d'olive extra vierge

2 cuillères à soupe de jus de citron frais

1 gousse d'ail, hachée finement

1 cuillère à café de paprika

Préparation

Dans un bol, mélangez l'huile d'olive extra vierge, le jus de citron frais, l'ail haché et le paprika. Enfiler alternativement les crevettes, les poivrons, l'oignon et les tomates cerises sur 8 brochettes en bois. Badigeonner les brochettes d'huile d'olive et de marinade d'épices. Griller les brochettes sur un grill chaud pendant 810 minutes en les retournant à mi-cuisson. Servir chaud.

OEUFS FARCIS AU HOUMOUS

Temps de préparation : 15 minutes

Doses pour 4 personnes :

8 oeufs durs

1/2 tasse de houmous

2 cuillères à soupe de yaourt grec

2 cuillères à soupe de jus de citron frais

1/4 cuillère à café de sel

1/4 cuillère à café de paprika doux

Poivre noir fraîchement moulu, au goût

1 cuillère à soupe de persil frais haché

Préparation

Coupez les œufs durs en deux et retirez les jaunes. Dans un bol, écrasez les jaunes d'œufs à la fourchette et ajoutez le houmous, le yaourt grec , le jus de citron frais, le sel et le paprika doux. Mélangez jusqu'à obtenir un mélange onctueux et crémeux. À l'aide d'une cuillère, remplissez les moitiés d'œufs avec le mélange de houmous. Saupoudrer de poivre noir fraîchement moulu et de persil frais haché. Servir froid.

BRUSCHETTA AUX HARICOTS NOIRS

Temps de préparation : 20 minutes

Doses pour 4 personnes :

4 tranches de pain toscan ou rustique

1 boîte de haricots noirs, égouttés et rincés

1 tomate mûre, coupée en dés

1/4 tasse d'oignon rouge haché

2 cuillères à soupe de coriandre fraîche hachée

1 cuillère à soupe de jus de citron vert frais

1/2 cuillère à café de cumin moulu

Sel et poivre noir fraîchement moulu , au goût

1 gousse d'ail pelée 2 cuillères à soupe d'huile d'olive extra vierge

Préparation

Dans un bol, mélanger les haricots noirs, les tomates en dés, l'oignon rouge haché, la coriandre fraîche hachée, le jus de citron vert frais, le cumin moulu, le sel et le poivre noir fraîchement moulu. Bien mélanger pour combiner les ingrédients. Faites griller les tranches de pain toscan ou de pain de campagne sur un grill chaud ou sur une plaque chauffante jusqu'à ce qu'elles soient légèrement dorées et croustillantes. Frottez la gousse d'ail sur chaque tranche de pain grillé. Arroser chaque tranche de pain d'un filet d'huile d'olive extra vierge puis d'une généreuse portion du mélange de haricots noirs. Servir aussitôt en entrée ou en accompagnement.

CARPACCIO DE COURGETTES

Temps de préparation:

environ 1015 minutes

Doses pour : 24 personnes

Ingrédients:

23 courgettes moyennes

Huile d'olive vierge extra

Sel et poivre au goût.

Jus de citron

Parmesan en flocons

Basilic frais

Préparation

Coupez les courgettes en fines tranches à l'aide d'un épluche pomme de terre ou d'une mandoline. Disposez les tranches sur une assiette de service. Assaisonner avec de l'huile d'olive extra vierge, du sel, du poivre et du jus de citron. Ajoutez des feuilles de basilic frais et des flocons de parmesan au goût. Sers immédiatement.

GUACAMOLE ET CHIPS DE MAÏS

Temps de préparation:

environ 2025 minutes

Doses pour : 4 personnes

Ingrédients:

2 avocats mûrs

1 citron

1 gousse d'ail

Sel et poivre au goût.

4 tortillas de maïs

Huile d'olive

Préparation

Pour le guacamole : Écrasez deux avocats mûrs à la fourchette dans un bol. Ajoutez le jus d'un demi citron, une pincée de sel et de poivre et une gousse d'ail hachée. Mélangez bien tous les ingrédients et assaisonnez avec du sel et du poivre au goût. Pour les chips de maïs : Coupez les tortillas de maïs en triangles avec un couteau bien aiguisé. Disposez les triangles sur une plaque à pâtisserie et saupoudrez d'huile d'olive et de sel. Cuire au four préchauffé à 180°C pendant environ 1 012 minutes ou jusqu'à ce que les pommes de terre soient dorées et croustillantes . Servir le guacamole dans un bol avec les chips de maïs chaudes à part.

AUBERGINES CAPRESE

Temps de préparation : environ 30 minutes

Portions : 46 personnes

Ingrédients:

2 grosses aubergines

Sel et poivre noir au goût

1/2 tasse de farine tout usage

3 oeufs

1/4 tasse d'huile végétale

46 grosses tranches de mozzarella fraîche

46 grosses tranches de tomates mûres

Feuilles de basilic frais

Vinaigre balsamique (facultatif)

Préparation

Préchauffer le four à 190°C. Coupez l'aubergine en rondelles de 1/2 pouce d'épaisseur et saupoudrez de sel. Laissez-les reposer pendant 1 015 minutes, puis rincez et séchez avec du papier absorbant. Mettre la farine dans un plat peu profond et assaisonner de sel et de poivre noir . Battez les œufs dans un plat peu profond à part. Trempez chaque tranche d'aubergine dans la farine, puis dans les œufs battus et secouez l'excédent. Chauffer l'huile végétale dans une grande poêle à feu moyen-vif. Ajouter les tranches d'aubergines et cuire jusqu'à ce qu'elles soient dorées des deux côtés, environ 23 minutes de chaque côté. Transférez les tranches d'aubergines sur une plaque à pâtisserie recouverte de papier sulfurisé. Garnir chaque tranche d'une tranche de mozzarella et d'une tranche de tomate. Cuire au four pendant 1 015 minutes jusqu'à ce que le fromage soit fondu et bouillonnant. Garnir de feuilles de basilic frais et d'un filet de vinaigre balsamique, si désiré. Servir chaud.

FLADES D'OMELETTE
AUX LÉGUMES

Temps de préparation:

Environ 20 minutes

Portions : 24 personnes

Ingrédients:

6 gros œufs

1/4 tasse de lait

Sel et poivre noir au goût

1 cuillère à soupe d'huile d'olive

1 petit oignon, coupé en dés

1 poivron, coupé en dés

1 petite courgette, coupée en dés

1 petite courge jaune, coupée en dés

1/4 tasse de fromage cheddar râpé

Préparation

Fouetter ensemble les œufs, le lait, le sel et le poivre noir dans un bol moyen. Faites chauffer l'huile d'olive dans une grande poêle à feu moyen-vif. Ajouter l'oignon, le poivron, la courgette, la courge jaune et faire revenir jusqu'à tendreté, environ 57 minutes. Versez le mélange d'œufs sur les légumes et faites cuire jusqu'à ce que le mélange soit pris, environ 57 minutes. Saupoudrer le fromage cheddar râpé sur l'omelette et laisser fondre. Une spatule plie l'omelette en deux et la glisse sur une assiette de service. Servir chaud, garni d'herbes fraîches ou de tomates hachées, si désiré

SMOOTHIE À LA FRAISE ET BANANE

Temps de préparation : 5 minutes

Portions : 1

Ingrédients:

1 banane

1 tasse de fraises fraîches

1/2 tasse de lait écrémé

1/2 tasse de yaourt grec faible en gras

1 cuillère à soupe de miel

Préparation

Ajouter tous les ingrédients dans un mélangeur et mélanger jusqu'à consistance lisse. Sers immédiatement.

SMOOTHIE AUX ÉPINARDS ET BANANE

Temps de préparation : 5 minutes

Portions : 1

Ingrédients:

2 tasses d'épinards frais

1 banane

1/2 tasse de lait écrémé

1/2 tasse de yaourt faible en gras

1 cuillère à soupe de miel

Préparation

Ajouter tous les ingrédients dans un mélangeur et mélanger jusqu'à consistance lisse. Sers immédiatement. Si vous souhaitez une consistance plus fine, vous pouvez ajouter plus de lait. Si vous préférez une consistance plus épaisse, vous pouvez ajouter plus de yaourt.

SMOOTHIE AUX BLEUETS ET AMANDES

Temps de préparation : 5 minutes

Portions : 1

ingrédients

1 tasse de bleuets frais

1/2 tasse de lait d'amande non sucré

1/2 tasse de yaourt grec faible en gras

1/4 tasse d'amandes

1 cuillère à soupe de miel

Préparation

Ajouter tous les ingrédients dans un mélangeur et mélanger jusqu'à consistance lisse. Sers immédiatement.

SMOOTHIE KIWI ET BANANE

Temps de préparation : 5 minutes

Portions : 1

ingrédients

2 kiwis

1 banane

1/2 tasse de yaourt grec faible en gras

1/2 tasse de lait écrémé

1 cuillère à soupe de miel

Préparation

Ajouter tous les ingrédients dans un mélangeur et mélanger jusqu'à consistance lisse. Sers immédiatement. Si vous souhaitez une consistance plus fine, vous pouvez ajouter plus de lait. Si vous préférez une consistance plus épaisse, vous pouvez ajouter plus de yaourt.

SMOOTHIE MANGUE ET ANANAS

Temps de préparation : 5 minutes

Portions : 1

ingrédients

1 tasse de morceaux de mangue fraîche ou surgelée

1 tasse de morceaux d'ananas frais ou surgelés

1/2 tasse de yaourt grec faible en gras

1/2 tasse de lait d'amande non sucré

1 cuillère à soupe de miel

Préparation

Ajouter tous les ingrédients dans un mélangeur et mélanger jusqu'à consistance lisse. Sers immédiatement.

SMOOTHIE À L'AVOCAT ET À LA CORIANA

Temps de préparation : 5 minutes

Portions : 1

ingrédients

1/2 avocat

1 tasse d'épinards frais

1/2 tasse de coriandre fraîche

1/2 tasse de lait d'amande non sucré

1/2 tasse de yaourt grec faible en gras

1/4 cuillère à café de cumin moulu

1/4 cuillère à café de sel

Préparation

Ajouter tous les ingrédients dans un mélangeur et mélanger jusqu'à consistance lisse. Sers immédiatement. Si vous souhaitez une consistance plus fine, vous pouvez ajouter plus de lait. Si vous préférez une consistance plus épaisse, vous pouvez ajouter plus de yaourt.

SMOOTHIE FRAISE

ET RHUBARBE

Temps de préparation : 5 minutes

Portions : 1

ingrédients

1 tasse de fraises fraîches

1/2 tasse de rhubarbe fraîche, hachée

1/2 tasse de yaourt grec faible en gras

1/2 tasse de lait d'amande non sucré

1 cuillère à soupe de miel

Préparation

Ajouter tous les ingrédients dans un mélangeur et mélanger jusqu'à consistance lisse. Sers immédiatement.

SMOOTHIE PÊCHE ET MANGUE

Temps de préparation : 5 minutes

Portions : 1

Ingrédients:

1 tasse de morceaux de mangue fraîche ou surgelée

1 pêche, dénoyautée et hachée

1/2 tasse de yaourt grec faible en gras

1/2 tasse de lait d'amande non sucré

1 cuillère à soupe de miel

Préparation

Ajouter tous les ingrédients dans un mélangeur et mélanger jusqu'à consistance lisse, servir immédiatement.

SMOOTHIE BANANE ET NOIX DE COCO

65

Temps de préparation : 5 minutes

Portions : 1

ingrédients

1 banane

1/2 tasse de lait de coco

1/2 tasse de yaourt grec faible en gras

1/2 tasse de lait d'amande non sucré

1 cuillère à soupe de miel

Préparation

Ajouter tous les ingrédients dans un mélangeur et mélanger jusqu'à consistance lisse. Sers immédiatement.

SMOOTHIE AU YOGOURT FRAISE ET VANILLE

Temps de préparation : 5 minutes

Portions : 1

ingrédients

1 tasse de fraises fraîches

1/2 tasse de yaourt grec faible en gras

1/2 tasse de lait d'amande non sucré

1 cuillère à soupe de miel

1/2 cuillère à café d'extrait de vanille

Préparation

Ajouter tous les ingrédients dans un mélangeur et mélanger jusqu'à consistance lisse. Sers immédiatement.

RECETTES
PREMIERS PLATS

SPAGHETTI AUX ARTICHAUTS

Temps de préparation : 30 minutes.

pour 4 personnes

Ingrédients:

500 grammes de spaghettis

2 boîtes (140 g chacune) d'artichauts

coeurs, égouttés et coupés en quartiers

3 gousses d'ail, émincées

1/4 tasse d'huile d'olive

1/4 tasse de parmesan fraîchement râpé

1/4 tasse de persil frais haché

Sel et poivre au goût

Préparation

Cuire les spaghettis dans une grande casserole d'eau bouillante salée selon les instructions sur l'emballage, jusqu'à ce qu'ils soient al dente. Égouttez les spaghettis en réservant 1/2 tasse d'eau pour les pâtes. Pendant la cuisson des spaghettis, faites chauffer l'huile d'olive dans une grande poêle à feu moyen. Ajouter l'ail et cuire 1/2 minute, jusqu'à ce qu'il soit parfumé. Ajouter les cœurs d'artichauts dans la poêle et cuire 3 à 4 minutes, jusqu'à ce qu'ils soient légèrement dorés. Ajoutez les spaghettis cuits dans la poêle avec les artichauts et mélangez. Si les pâtes semblent sèches, ajoutez un peu de l'eau des pâtes réservée. Retirez la casserole du feu et incorporez le parmesan et le persil. Assaisonnez avec du sel et du poivre selon votre goût. Servir immédiatement les spaghettis aux artichauts, garnis de parmesan et de persil si désiré. Bon appétit.

SPAGHETTI AUX FRUITS DE MER

Temps de préparation : 45 minutes.

pour 4 personnes.

Ingrédients:

1 500 g de spaghettis

1 livre de fruits de mer mélangés (par ex.

comme les crevettes, les pétoncles et les
calamars) ,

propre et vidé

3 gousses d'ail, émincées

1/4 tasse d'huile d'olive

1/2 verre de vin blanc sec

1 boîte (28 onces) de tomates en dés, égouttées

1/4 cuillère à café de flocons de piment rouge

Sel et poivre au goût

1/4 tasse de persil frais haché

Quartiers de citron, pour servir

Préparation

Cuire les spaghettis dans une grande casserole d'eau bouillante salée selon les instructions sur l'emballage, jusqu'à ce qu'ils soient al dente. Égouttez les spaghettis en réservant 1/2 tasse d'eau pour les pâtes. Pendant la cuisson des spaghettis, faites chauffer l'huile d'olive dans une grande poêle à feu moyen. Ajouter l'ail et cuire 1/2 minute, jusqu'à ce qu'il soit parfumé. Ajouter le mélange de fruits de mer dans la poêle et cuire 3 à 4 minutes, jusqu'à ce qu'ils soient bien cuits. Retirez les fruits de mer de la poêle et réservez.

Ajoutez le vin blanc dans la casserole et portez à ébullition. Cuire 1/2 minute, jusqu'à ce que le vin ait réduit de moitié. Ajouter les tomates en dés et les flocons de piment dans la poêle et porter à ébullition. Cuire 5/7 minutes, jusqu'à ce que la sauce épaississe légèrement. Remettre les fruits de mer dans la poêle et mélanger pour les enrober de sauce. Assaisonnez avec du sel et du poivre selon votre goût. Ajoutez les spaghettis cuits à la poêle avec les fruits de mer et mélangez. Si les pâtes semblent sèches, ajoutez un peu de l'eau des pâtes réservée. Retirez la casserole du feu et ajoutez le persil haché. Servir immédiatement les spaghettis aux fruits de mer, garnis de quartiers de citron. Bon appétit.

SPAGHETTI À LA CITROUILLE AVEC SAUCE MARINARA ET PARMESAN

Temps de préparation:

environ 45 minutes.

pour 4 personnes :

Ingrédients:

1/2 kg de spaghettis

500 g de potiron pelé et coupé en cubes

1 oignon, haché

2 gousses d'ail, hachées

1/4 tasse d'huile d'olive

2 tasses de sauce marinara

1/2 tasse de parmesan râpé ,

et plus pour la garniture

Sel et poivre au goût

Basilic frais pour la garniture

Préparation

Préchauffer le four à 190°C (190°F). Tapisser une plaque à pâtisserie de papier sulfurisé et disposer le potiron en une seule couche. Cuire environ 20/25 minutes, jusqu'à ce que la citrouille soit tendre et légèrement dorée. Retirez le potiron du four et réservez-le. Dans une grande casserole, porter à ébullition beaucoup d'eau salée. Faites cuire les spaghettis al dente en suivant les instructions sur l'emballage. Égoutter et réserver. Dans une grande poêle, faire chauffer l'huile d'olive à feu moyen. Ajouter l'oignon et l'ail et cuire jusqu'à ce qu'ils soient tendres et dorés, environ 5 à 7 minutes.

Ajouter la sauce marinara et la courge dans la poêle et bien mélanger. Laisser mijoter environ 5 minutes, jusqu'à ce que la sauce soit chaude et que la courge soit entièrement incorporée. Ajouter les spaghettis dans la poêle et bien mélanger pour les enrober de sauce. Ajoutez le parmesan râpé et mélangez à nouveau pour le faire fondre. Assaisonnez avec du sel et du poivre selon votre goût. Servir la courge spaghetti avec la sauce marinara et le parmesan chaud , garnie de parmesan râpé et de basilic frais. Bon appétit.

PÂTES DE RIZ BRUN AU CHOU NOIR ET PESTO DE NOIX

Temps de préparation:

environ 30 minutes.

pour 4 personnes :

Ingrédients:

400 g de pâtes de riz complet

1 chou lavé et haché

1/2 tasse de noix, grillées et hachées

1/2 tasse de parmesan râpé

2 gousses d'ail, hachées

1/2 tasse d'huile d'olive

Sel et poivre au goût.

Préparation

Dans une grande casserole, porter à ébullition beaucoup d'eau salée. Faites cuire les pâtes de riz brun al dente en suivant les instructions sur l'emballage. Égoutter et réserver. Dans une grande poêle, faire chauffer l'huile d'olive à feu moyen. Ajouter le chou et cuire jusqu'à ce qu'il soit tendre, environ 5 à 7 minutes. Ajouter les noix et l'ail dans la poêle et cuire encore 2 à 3 minutes en remuant souvent. Transférez le chou, les noix et l'ail dans un mélangeur ou un robot culinaire. Ajoutez le parmesan râpé et une pincée de sel et de poivre. Mélangez tous les ingrédients jusqu'à obtenir un pesto onctueux. Ajoutez le pesto de chou frisé aux pâtes de riz brun et mélangez bien pour recouvrir toutes les pâtes de pesto. Assaisonnez avec du sel et du poivre selon votre goût. Servir les pâtes de riz brun avec du chou frisé chaud et du pesto de noix . Bon appétit!

LINGUINE AUX CREVETTES ÉPINARDS ET TOMATES

Temps de préparation:

environ 30 minutes.

pour 4 personnes :

Ingrédients:

400 g de linguines

400 g de crevettes décortiquées et nettoyées

200 g de tomates cerises coupées en deux

200g d'épinards frais

4 gousses d'ail émincées

1/2 tasse d'huile d'olive

1/2 verre de vin blanc

Sel et poivre au goût

Préparation

Dans une grande casserole, porter à ébullition beaucoup d'eau salée. Faites cuire les linguines al dente en suivant les instructions sur l'emballage. Égoutter et réserver. Dans une grande poêle, chauffer l'huile d'olive à feu moyen-vif. Ajouter l'ail et cuire jusqu'à ce qu'il soit doré, environ 1 à 2 minutes. Ajouter les crevettes dans la poêle et cuire 2 à 3 minutes, jusqu'à ce qu'elles soient roses. Retirez les crevettes de la poêle et réservez. Ajouter le vin blanc dans la poêle et cuire jusqu'à réduction de moitié, environ 2 à 3 minutes.

Ajouter les tomates cerises et cuire 2/3 minutes, jusqu'à ce qu'elles soient tendres. Ajouter les épinards dans la poêle et cuire 1/2 minute, jusqu'à ce qu'ils soient fanés. Ajoutez les crevettes dans la poêle et remuez bien pour bien réchauffer. Ajouter les linguines dans la poêle et bien mélanger pour recouvrir toutes les pâtes de sauce aux crevettes et légumes. Assaisonnez avec du sel et du poivre selon votre goût. Servir les linguines avec des crevettes, des épinards et des tomates cerises bien chaudes. Bon appétit!

SOUPE À LA TOMATE ET LÉGUMES AU QUINOA

Temps de préparation:

environ 45/50 minutes.

pour 4 personnes

ingrédients

2 cuillères à soupe d'huile d'olive

1 oignon, haché

2 gousses d'ail, hachées

2 carottes, coupées en dés

2 branches de céleri, coupées en dés

1 poivron rouge, coupé en dés

1 boîte de tomates entières

1 litre de bouillon de légumes

1/2 tasse de quinoa

1 cuillère à café d'origan séché

Sel et poivre au goût

Persil frais haché (pour la garniture)

Préparation

Dans une grande casserole, faire chauffer l'huile d'olive à feu moyen. Ajouter l'oignon et l'ail et cuire jusqu'à ce qu'ils soient dorés, environ 2 à 3 minutes. Ajouter les carottes, le céleri et le poivron dans la casserole et cuire 5/7 minutes, jusqu'à ce que les légumes soient tendres. Ajouter la boîte de tomates et le bouillon de légumes dans la casserole et porter à ébullition. Réduire le feu et laisser mijoter 15/20 minutes. Ajoutez le quinoa et l'origan dans la casserole et poursuivez la cuisson encore 15 à 20 minutes, ou jusqu'à ce que le quinoa soit cuit. Assaisonnez avec du sel et du poivre selon votre goût. Servir la soupe de tomates et légumes avec le quinoa bien chaud, garni de persil frais haché.

SOUPE DE LÉGUMES A L'ORGE CUIT LENTE

Temps de préparation:

environ 10/15 minutes de préparation ,

6/8 heures pour la mijoteuse.

(pour 4/6 personnes) :

ingrédients

2 cuillères à soupe d'huile d'olive

1 oignon, haché

2 gousses d'ail, hachées

2 carottes, coupées en dés

2 branches de céleri, coupées en dés

2 pommes de terre, coupées en dés

1 tasse d'orge perlé

1 boîte de haricots cannellini ,
rincé et égoutté

1 litre de bouillon de légumes

1 tasse de tomates en dés

1 cuillère à café de thym séché

Sel et poivre au goût

Persil frais haché (pour la garniture)

Préparation:

Dans une grande poêle, faire chauffer l'huile d'olive à feu moyen. Ajouter l'oignon et l'ail et cuire jusqu'à ce qu'ils soient dorés, environ 2 à 3 minutes. Transférez l'oignon et l'ail dans la mijoteuse. Ajouter les carottes, le céleri et les pommes de terre et bien mélanger.

Ajouter l'orge perlé, les haricots cannellini, le bouillon de légumes, les tomates en dés et le thym séché dans la mijoteuse. Bien mélanger. Couvrir la casserole et laisser mijoter pendant 6 à 8 heures ou jusqu'à ce que les légumes et l'orge soient tendres et cuits. Assaisonnez avec du sel et du poivre selon votre goût. Servir la soupe de légumes mijotée avec de l'orzo chaud, garnie de persil frais haché.

SOUPE DE CITROUILLE AU MIEL ET AU GINGEMBRE

Temps de préparation : 20 minutes environ.

(pour 4/6 personnes) :

ingrédients

1 kg de potiron pelé et coupé en cubes

2 pommes pelées et coupées en cubes

1 oignon, haché

2 gousses d'ail, hachées

1 morceau de gingembre frais, pelé et râpé

1 litre de bouillon de légumes

1/2 tasse de crème fraîche

2 cuillères à soupe de beurre

1 cuillère à café de cannelle moulue

Sel et poivre au goût

graines de citrouille grillées (pour la garniture)

Préparation

Dans une grande casserole, faire fondre le beurre à feu moyen. Ajouter l'oignon et l'ail et cuire jusqu'à ce qu'ils soient dorés, environ 2 à 3 minutes. Ajoutez le potiron, les pommes et le gingembre râpé dans la casserole et mélangez bien. Ajouter le bouillon de légumes, la cannelle moulue, le sel et le poivre dans la casserole et bien mélanger. Portez le tout à ébullition puis baissez le feu. Couvrir la casserole et laisser mijoter pendant 25 à 30 minutes ou jusqu'à ce que la courge et les pommes soient tendres. Mixez la soupe avec un mixeur plongeant jusqu'à obtenir une crème onctueuse et homogène. Ajouter la crème fraîche à la soupe et bien mélanger. Servir la soupe à la citrouille avec des pommes et du gingembre chaud, garnie de graines de citrouille grillées.

SOUPE DE POIS CHICHES ET LÉGUMES

Temps de préparation:

environ 1 heure et 30 minutes.

(pour 4 personnes) :

ingrédients

1 tasse de pois chiches séchés

2 carottes pelées et coupées en dés

2 branches de céleri, coupées en dés

1 oignon, haché

2 gousses d'ail, hachées

1 litre de bouillon de légumes

1 boîte de tomates pelées

1 cuillère à café de poudre de cumin

1 cuillère à café de poudre de coriandre

1/2 cuillère à café de poudre de chili

Sel et poivre au goût

Persil frais haché (pour la garniture)

Préparation

La veille, faites tremper les pois chiches secs dans un bol recouvert d'eau. Laissez-les tremper toute la nuit. Le lendemain, égouttez les pois chiches et rincez-les bien sous l'eau courante. Dans une grande casserole, faire revenir l'oignon et l'ail à feu moyen. Ajoutez les carottes et le céleri et laissez cuire encore 5 minutes. Ajouter les pois chiches séchés dans la casserole et recouvrir de bouillon de légumes. Ajoutez les tomates pelées, le cumin, la coriandre, la poudre de piment , ajouter du sel et du poivre dans la poêle et bien mélanger. Portez le tout à ébullition puis baissez le feu. Couvrir la casserole et laisser mijoter environ 1 heure ou jusqu'à ce que les pois chiches soient tendres. Mixez une partie de la soupe avec un mixeur plongeant jusqu'à obtenir une consistance lisse et crémeuse. Ajoutez des légumes frais à la soupe et laissez cuire encore 10 minutes. Servir la soupe de pois chiches et légumes chaude , garnie de persil frais haché.

SOUPE AUX BROCOLI ET AU FROMAGE

Temps de préparation:

environ 30/40 minutes.

(pour 4 personnes) :

ingrédients

2 brocolis, hachés

1 oignon, haché

2 gousses d'ail, hachées

1 litre de bouillon de légumes

1 tasse de lait

1/2 tasse de fromage cheddar, râpé

1/4 de parmesan râpé

2 cuillères à soupe de beurre

Sel et poivre au goût.

Préparation

Dans une grande casserole, faire revenir l'oignon et l'ail dans le beurre à feu moyen. Ajouter le brocoli dans la casserole et cuire 5 minutes en remuant de temps en temps. Ajoutez le bouillon de légumes dans la casserole et portez à ébullition. Réduisez le feu et couvrez la poêle. Laisser mijoter 15 à 20 minutes ou jusqu'à ce que le brocoli soit tendre. Mixez la soupe avec un mixeur plongeant jusqu'à obtenir une crème onctueuse et homogène. Ajouter le lait et le fromage dans la casserole et bien mélanger. Continuez à cuire la soupe à feu moyen/doux, en remuant souvent, jusqu'à ce que le fromage soit complètement fondu. Assaisonnez avec du sel et du poivre selon votre goût. Servir la soupe aux brocolis et au fromage chaude, garnie d'une pincée de parmesan râpé.

SALADE DE QUINOA ET HARICOTS NOIRS

Temps de préparation :

environ 30 minutes

(pour 4 personnes) :

ingrédients

1 tasse de quinoa, rincé et égoutté

2 tasses d'eau

1 boîte de haricots noirs, rincés et égouttés

1 poivron rouge, coupé en dés

1/2 oignon rouge, coupé en dés

1/2 tasse de maïs sucré

1 avocat mûr, coupé en dés

1/4 tasse de coriandre fraîche, hachée

2 cuillères à soupe d'huile d'olive

2 cuillères à soupe de jus de citron vert

Sel et poivre au goût.

Préparation

Dans une casserole moyenne, porter à ébullition l'eau et le quinoa. Réduisez le feu, couvrez la casserole et laissez cuire environ 15 minutes ou jusqu'à ce que le quinoa soit tendre et que l'eau soit absorbée. Retirez la casserole du feu et laissez refroidir quelques minutes. Dans un grand bol, mélanger les haricots noirs, le poivron, l'oignon, le maïs, l'avocat et la coriandre. Bien mélanger. Ajouter le quinoa refroidi dans le bol avec les autres ingrédients et bien mélanger. Ajouter l'huile d'olive et le jus de citron vert dans le bol et bien mélanger pour assaisonner la salade. Assaisonnez avec du sel et du poivre selon votre goût. Laissez reposer la salade de quinoa et de haricots noirs au réfrigérateur pendant au moins 30 minutes avant de servir.

RIZ BRUN ET LÉGUMES PAN-SAUTE

Temps de préparation 10 minutes

Temps de cuisson 20/25 minutes

(pour 4 personnes)

ingrédients

2 tasses de riz brun

4 tasses d'eau

1 cuillère à soupe d'huile d'olive

1 oignon, coupé en dés

2 carottes, coupées en dés

2 courgettes, coupées en dés

1 poivron rouge, coupé en dés

1 gousse d'ail, hachée

Sel et poivre au goût.

Préparation

Dans une casserole moyenne, porter à ébullition l'eau et le riz brun. Réduisez le feu, couvrez la casserole et laissez cuire environ 20/25 minutes ou jusqu'à ce que le riz soit cuit et que l'eau soit absorbée. Retirez la casserole du feu et laissez reposer le riz quelques minutes. Dans une grande poêle, chauffer l'huile d'olive à feu moyen-vif. Ajouter l'oignon et cuire environ 2/3 minutes ou jusqu'à ce qu'il soit tendre et translucide. Ajouter les carottes et cuire encore 2/3 minutes ou jusqu'à ce que les carottes soient tendres. Ajouter les courgettes, le poivron et l'ail dans la poêle et cuire environ 5 à 7 minutes ou jusqu'à ce que les légumes soient tendres. Ajoutez le riz brun à la poêle avec les légumes et remuez bien pour combiner les ingrédients. Assaisonnez avec du sel et du poivre selon votre goût. Servir chaud en accompagnement ou en plat principal.

RIZ SAUVAGE ET CHAMPIGNONS PILAF

Temps de préparation:

environ 1 heure et 15 minutes.

(pour 4 personnes) :

ingrédients

1 tasse de riz sauvage

2 tasses de bouillon de légumes

1 cuillère à soupe d'huile d'olive

1 oignon, coupé en dés

2 gousses d'ail, hachées

8 onces de champignons mélangés

(champignons, shiitake), tranchés finement

Sel et poivre au goût

Persil frais, haché (facultatif)

Préparation

Dans une casserole moyenne, porter à ébullition le bouillon de légumes. Ajoutez le riz sauvage, couvrez la casserole et réduisez le feu. Cuire environ 4 550 minutes ou jusqu'à ce que le riz soit cuit et que l'eau soit absorbée. Retirez la casserole du feu et laissez reposer le riz quelques minutes. Dans une poêle, faire chauffer l'huile d'olive à feu moyen-vif. Ajouter l'oignon et cuire environ 23 minutes ou jusqu'à ce qu'il soit tendre et translucide. Ajouter l'ail et les champignons dans la poêle et cuire environ 57 minutes ou jusqu'à ce que les champignons soient tendres et dorés. Ajoutez le riz sauvage dans la poêle avec les champignons et remuez bien pour combiner les ingrédients. Assaisonnez avec du sel et du poivre selon votre goût. Servir chaud en accompagnement ou en plat principal. Garnir de persil frais haché, si désiré.

JAMBALAYA AU POULET ET LÉGUMES

Temps de préparation environ 45/60 minutes.

Pour 4 personnes

Ingrédients:

500 g de blanc de poulet coupé en dés

1 oignon haché

2 gousses d'ail, hachées

1 poivron vert coupé en dés

1 poivron rouge coupé en dés

1 branche de céleri hachée

2 tasses de riz

4 tasses de bouillon de poulet

2 cuillères à café de paprika

1 cuillère à café de cumin

1 cuillère à café d'origan

1 cuillère à café de thym

1 cuillère à café de sel

1/2 cuillère à café de poivre noir

2 cuillères à soupe d'huile végétale

1 tasse de tomates pelées

Préparation

Dans une grande poêle, faites chauffer l'huile et ajoutez l'oignon et l'ail, faites revenir jusqu'à ce qu'ils soient translucides. Ajouter le poulet et cuire jusqu'à ce qu'il soit doré.

Ajouter les poivrons et le céleri et cuire 5/7 minutes, jusqu'à tendreté. Ajouter le riz et les épices (paprika, cumin, origan, thym, sel et poivre noir) et bien mélanger. Ajouter le bouillon de poulet et les tomates pelées, remuer et porter à ébullition. Baissez le feu, couvrez et laissez cuire 20/25 minutes, jusqu'à ce que le riz soit cuit et que le liquide soit absorbé. Retirer du feu et laisser reposer 5/10 minutes avant de servir. Bon appétit!

RIZ FRIT AVEC CREVETTES ET LÉGUMES

Temps de préparation : 40 minutes

Pour : 4 personnes

ingrédients

2 tasses de riz blanc cuit

1 livre de crevettes, décortiquées et déveinées

1 tasse de mesclun

(pois, carottes, maïs, haricots verts)

1/2 oignon, haché

2 gousses d'ail, hachées

2 cuillères à soupe d'huile végétale

2 cuillères à soupe de sauce soja

1 cuillère à soupe de sauce aux huîtres

Sel et poivre au goût

Oignons verts pour la garniture

Préparation

Chauffer l'huile végétale dans une grande poêle à feu moyen-vif. Ajouter les oignons hachés et l'ail émincé et cuire jusqu'à ce qu'ils soient parfumés. Ajouter les crevettes et cuire jusqu'à ce qu'elles soient roses, environ 23 minutes. Ajoutez le mélange de légumes et faites revenir encore 23 minutes. Ajoutez le riz blanc cuit dans la poêle et mélangez avec les crevettes et les légumes. Ajouter la sauce soja et la sauce aux huîtres et mélanger pour bien enrober le riz et les légumes. Assaisonnez avec du sel et du poivre selon votre goût. Servir chaud, garni d'oignons verts hachés.

RAGOÛT DE LENTILLES ET LÉGUMES

Temps de préparation : 45 minutes

Pour : 6 personnes

ingrédients

1 tasse de lentilles séchées, rincées et égouttées

2 tasses de bouillon de légumes

2 tasses de mesclun

(carottes, céleri, oignons, pommes de terre)

2 gousses d'ail, hachées

2 cuillères à soupe d'huile d'olive

1 cuillère à soupe de concentré de tomate

1 cuillère à café de thym séché

1 feuille de laurier

Sel et poivre au goût

Persil frais pour la garniture

Préparation

Faites chauffer l'huile d'olive dans une grande casserole à feu moyen-vif. Ajouter l'ail émincé et cuire jusqu'à ce qu'il soit parfumé. Ajouter le mélange de légumes et cuire jusqu'à ce qu'ils commencent à ramollir, environ 5 à 7 minutes. Ajouter les lentilles rincées et égouttées, le bouillon de légumes, le concentré de tomate, le thym et le laurier dans la poêle. Portez le mélange à ébullition, puis réduisez le feu et laissez mijoter jusqu'à ce que les lentilles soient tendres, environ 30/40 minutes. Assaisonnez avec du sel et du poivre selon votre goût. Servir chaud, garni de persil frais.

CHILI PATATE DOUCE ET HARICOTS NOIRS

Temps de préparation : 45 minutes

Pour : 6 personnes

Ingrédients:

2 patates douces moyennes, pelées et coupées en cubes

1 boîte (15 onces) de haricots noirs, rincés et égouttés

1 boîte (14,5 onces) de tomates en dés

1 oignon, haché

3 gousses d'ail, émincées

2 cuillères à soupe d'huile d'olive

2 cuillères à soupe de poudre de chili

1 cuillère à café de cumin moulu

1 cuillère à café d'origan séché

Sel et poivre au goût

Coriandre fraîche pour la garniture

Préparation

Faites chauffer l'huile d'olive dans une grande casserole à feu moyen-vif. Ajouter l'oignon haché et l'ail émincé et cuire jusqu'à ce que l'oignon soit translucide, environ 5 minutes. Ajoutez les patates douces coupées en dés, la poudre de chili, le cumin et l'origan dans la casserole et mélangez. Ajoutez suffisamment d'eau dans la casserole pour couvrir les patates douces et portez à ébullition. Réduisez le feu et laissez mijoter les patates douces jusqu'à ce qu'elles soient tendres, environ 15 à 20 minutes. Ajoutez les haricots noirs rincés et égouttés et les tomates en dés dans la casserole et mélangez. Laissez le chili mijoter encore 10 à 15 minutes pour permettre aux saveurs de se mélanger. Assaisonnez avec du sel et du poivre selon votre goût. Servir chaud, garni de coriandre fraîche.

CHILI DE DINDE ET LÉGUMES

Temps de préparation:

environ 30/40 minutes

Pour 4 personnes :

ingrédients

400 g de poitrine de dinde

1 piment fort

2 courgettes

1 oignon

2 tomates mûres

Sel au goût

Huile d'olive extra

vierge au goût

Préparation

Coupez la poitrine de dinde en dés et réservez. Emincez l'oignon et faites-le revenir dans une poêle avec de l'huile. Coupez les courgettes en cubes et ajoutez-les dans la poêle avec l'oignon. Lavez et coupez les tomates en dés et ajoutez-les dans la poêle. Hachez finement le piment et ajoutez-le à la poêle. Assaisonner de sel et cuire environ 10 minutes. Dans une autre poêle, faire revenir les cubes de dinde avec un filet d'huile jusqu'à ce qu'ils soient dorés. Ajoutez la dinde dans la poêle avec les légumes et laissez cuire encore 5 minutes. Servir chaud.

RAGOÛT DE HARICOTS ET LÉGUMES

Temps de préparation :

environ 1 heure

une heure et 30 minutes

Pour 4 personnes :

Ingrédients:

400 g de haricots cannellini

(ou des haricots borlotti)

2 carottes, 2 céleri

1 oignon, 2 pommes de terre

2 tomates mûres

Bouillon de légumes au goût

Sel au goût

Huile d'olive extra vierge au goût

Préparation

Faire tremper les haricots dans l'eau froide toute la nuit. Hachez finement l'oignon et faites-le revenir dans une poêle avec de l'huile. Coupez les carottes, le céleri et les pommes de terre en dés et ajoutez-les dans la marmite avec l'oignon. Coupez les tomates en cubes et ajoutez-les dans la casserole. Assaisonner de sel et cuire environ 10 minutes. Ajouter les haricots égouttés et le bouillon de légumes jusqu'à ce que tous les ingrédients soient couverts. Cuire à feu moyen-doux pendant environ 1 heure, en remuant de temps en temps, jusqu'à ce que les légumes et les haricots soient tendres et que le bouillon ait réduit. Servir chaud.

MINESTRONE AVEC ORGE ET HARICOTS

Temps de préparation : environ 1 heure

Portions : 4

ingrédients:

1 oignon, coupé en dés

2 carottes, coupées en dés

2 branches de céleri, coupées en dés

2 gousses d'ail, hachées

1 boîte de tomates en dés

1 boîte de haricots rouges égouttés et rincés

1 tasse d'orge perlé

6 tasses de bouillon de légumes

1 cuillère à café de thym séché

1 cuillère à café de basilic séché

1 cuillère à café d'origan séché

Sel et poivre au goût

2 tasses de chou râpé

Préparation

Dans une grande casserole ou une cocotte, faire chauffer un filet d'huile à feu moyen. Ajoutez l'oignon, les carottes et le céleri et faites revenir jusqu'à ce que les légumes commencent à ramollir, environ 5 minutes. Ajouter l'ail et cuire pendant une autre minute. Ajoutez les tomates en dés, les haricots, l'orge , le bouillon de légumes, le thym, le basilic, l'origan, le sel et le poivre. Porter à ébullition. Réduire le feu à doux et laisser mijoter pendant 45 minutes à 1 heure ou jusqu'à ce que l'orge soit tendre. Ajoutez le chou râpé dans la casserole et remuez jusqu'à ce qu'il soit flétri, environ 23 minutes. Servir chaud, garni d'herbes supplémentaires, si désiré.

SOUPE DE LENTILLES AVEC CHOU ET TOMATES

Temps de préparation : environ 45 minutes

Pour 4 personnes

ingrédients

1 oignon, haché

2 carottes, coupées en dés

2 branches de céleri, coupées en dés

2 gousses d'ail, hachées

1 tasse de lentilles séchées

4 tasses de bouillon de légumes

1 tasse de tomates cerises, coupées en deux

2 tasses de chou, haché

1 cuillère à café de paprika fumé

Sel et poivre au goût

Huile d'olive vierge extra

Préparation

Dans une grande casserole ou une cocotte, faire chauffer un filet d'huile à feu moyen. Ajouter l'oignon, les carottes et le céleri et cuire jusqu'à ce que les légumes commencent à ramollir environ 5 minutes. Ajouter l'ail et le paprika et cuire encore 2 minutes. Ajoutez les lentilles et le bouillon de légumes dans la casserole. Porter à ébullition. Réduire le feu et laisser mijoter environ 25 à 30 minutes ou jusqu'à ce que les lentilles soient tendres. Ajoutez les tomates cerises et le chou râpé dans la casserole. Cuire encore 5 minutes ou jusqu'à ce que le chou soit fané. Assaisonnez avec du sel et du poivre selon votre goût. Servir chaud, garni d'un filet d'huile d'olive extra vierge.

SOUPE ÉPICÉE AUX HARICOTS NOIRS AVEC MAÏS ET TOMATES

Temps de préparation : environ 45 minutes

Pour 4 personnes

ingrédients

2 cuillères à soupe d'huile d'olive extra vierge

1 oignon, haché

2 gousses d'ail, hachées

1 piment rouge, haché

2 tasses de haricots noirs en conserve, rincés et égouttés

1 tasse de maïs sucré en conserve, rincé et égoutté

2 tasses de tomates pelées, coupées en morceaux

4 tasses de bouillon de légumes

1 cuillère à café de cumin moulu

1 cuillère à café de paprika fumé

Sel et poivre au goût

coriandre fraîche hachée (facultatif)

Préparation

Dans une grande casserole ou un faitout, faire chauffer l'huile à feu moyen. Ajouter l'oignon, l'ail et le piment et cuire jusqu'à ce que les légumes commencent à ramollir environ 5 minutes. Ajoutez les haricots noirs, le maïs, les tomates pelées, le bouillon de légumes, le cumin, le paprika et un peu de sel et de poivre. Bien mélanger et porter à ébullition. Réduisez le feu et laissez mijoter environ 20/25 minutes, ou jusqu'à ce que la soupe devienne assez épaisse et crémeuse. Goûtez et ajustez le sel et le poivre au goût. Si vous le souhaitez, vous pouvez ajouter de la coriandre fraîche hachée comme garniture. La soupe épicée aux haricots noirs, au maïs et aux tomates est prête à être dégustée ! Servir chaud avec du pain frais ou des tortillas pour un repas complet et savoureux.

SOUPE DE QUINOA ET LÉGUMES

Temps de préparation : environ 45 minutes

Pour 4 personnes

Ingrédients:

1 cuillère à soupe d'huile d'olive extra vierge

1 oignon, haché

2 carottes, coupées en dés

2 branches de céleri, coupées en dés

3 gousses d'ail, émincées

1 cuillère à café de poudre de curcuma

1 cuillère à café de poudre de cumin

1 tasse de quinoa, rincé et égoutté

4 tasses de bouillon de légumes

2 tasses d'épinards frais, hachés

Sel et poivre au goût

coriandre fraîche hachée (facultatif)

Préparation

Dans une grande casserole ou un faitout, faire chauffer l'huile à feu moyen. Ajouter l'oignon, les carottes, le céleri et l'ail et cuire jusqu'à ce que les légumes commencent à ramollir, environ 5 à 7 minutes. Ajoutez le curcuma, le cumin et le quinoa et mélangez bien pour répartir les épices et griller légèrement le quinoa. Ajouter le bouillon de légumes et porter à ébullition. Réduisez le feu et laissez mijoter environ 20 à 25 minutes, ou jusqu'à ce que le quinoa soit cuit et que la soupe soit devenue assez épaisse et crémeuse. Ajouter les épinards et remuer jusqu'à ce qu'ils soient fanés. Goûtez et ajustez le sel et le poivre au goût. Si vous le souhaitez, vous pouvez ajouter de la coriandre fraîche hachée comme garniture. La soupe au quinoa et légumes est prête à être dégustée ! Servir chaud avec du pain frais ou des croûtons pour un repas complet et sain.

SOUPE DE POULET ET LÉGUMES À L'ORGE

Temps de préparation : environ 1 heure

Pour 4 personnes

Ingrédients:

1 cuillère à soupe d'huile d'olive extra vierge

1 oignon, haché

3 carottes, coupées en dés

2 branches de céleri, coupées en dés

2 gousses d'ail, hachées

1 cuillère à café de thym séché

1 cuillère à café de romarin séché

1 tasse d'orge perlé

4 tasses de bouillon de poulet

2 tasses d'eau

2 tasses de poitrine de poulet, coupée en dés

2 tasses d'épinards frais, hachés

Sel et poivre au goût

parmesan râpé (facultatif)

Préparation

Dans une grande casserole ou un faitout, faire chauffer l'huile à feu moyen. Ajouter l'oignon, les carottes, le céleri et l'ail et cuire jusqu'à ce que les légumes commencent à ramollir, environ 5 à 7 minutes. Ajoutez le thym, le romarin et l'orge et mélangez bien pour répartir les épices et griller légèrement l'orge. Ajouter le bouillon de poulet et l'eau et porter à ébullition.

Réduisez le feu et laissez mijoter environ 20 à 25 minutes, ou jusqu'à ce que l'orzo soit cuit et que la soupe soit devenue assez épaisse et crémeuse. Ajoutez le poulet et les épinards et remuez jusqu'à ce que le poulet soit cuit et que les épinards soient fanés. Goûtez et ajustez le sel et le poivre au goût. Si vous le souhaitez, vous pouvez ajouter un peu de parmesan râpé pour décorer. La soupe de poulet et de légumes à l'orge est prête à être dégustée ! Servir chaud avec du pain frais ou des croûtons pour un repas complet et savoureux.

BROCHETTES DE LÉGUMES GRILLÉS AU CITRON ET À L'AIL

Temps de préparation:

environ 30/40 minutes

Pour 4 personnes

Ingrédients:

2 courgettes, coupées en dés

2 poivrons, coupés en dés

1 oignon rouge, coupé en dés

1 aubergine, coupée en dés

8 tomates cerises

1 citron, jus et zeste râpé

2 gousses d'ail, hachées

2 cuillères à soupe d'huile d'olive extra vierge

Sel et poivre au goût

8 brochettes

Préparation

Dans un grand bol, fouetter ensemble le jus de citron, le zeste de citron, l'ail, l'huile d'olive, le sel et le poivre. Ajouter les légumes coupés en dés dans le bol et bien mélanger pour les enrober de marinade. Laisser reposer environ 10/15 minutes. Enfilez-les sur des piques à brochettes en alternant les ingrédients. Chauffer le gril ou une poêle antiadhésive à feu moyen-vif. Griller les brochettes de légumes environ 2 à 3 minutes de chaque côté jusqu'à ce que les légumes soient légèrement carbonisés et tendres. Servir les brochettes de légumes grillés bien chaudes, en les décorant de quelques tomates cerises et d'un filet d'huile d'olive extra vierge.

PATATES DOUCES AU FOUR AU ROMARIN ET AIL

Temps de préparation : environ 15 minutes

Temps de cuisson : environ 30/40 minutes

Pour 4 personnes

Ingrédients:

4 patates douces moyennes, pelées et coupées en cubes d'environ 23 cm

23 brins de romarin frais, finement hachés

34 gousses d'ail, hachées finement

3 cuillères à soupe d'huile d'olive extra vierge

Sel et poivre au goût.

Préparation

Préchauffer le four à 200°C. Dans un grand bol, mélanger les patates douces coupées en dés, le romarin haché, l'ail émincé, l'huile d'olive, le sel et le poivre. Bien mélanger pour enrober les patates douces d'épices et d'huile. Étalez les patates douces sur une plaque à pâtisserie en essayant de les disposer en une seule couche. Faites cuire les patates douces et laissez-les cuire environ 30/40 minutes, en les retournant toutes les 10/15 minutes pour assurer une cuisson homogène, jusqu'à ce qu'elles soient tendres et légèrement dorées. Servir les patates douces au four avec du romarin et de l'ail bien chauds , garnies de quelques brins de romarin frais.

BROCOLI VAPEUR AU CITRON ET PARMESAN

Temps de préparation : environ 10/15 minutes

Temps de cuisson : environ 57 minutes

Pour 4 personnes

Ingrédients:

2 brocolis moyens, divisés en fleurons

2 cuillères à soupe de beurre non salé, température ambiante

1 gousse d'ail, hachée finement

1 citron, le zeste râpé et le jus pressé

1/4 de parmesan râpé

Sel et poivre au goût.

Préparation

Remplissez une grande casserole avec 23 pouces d'eau et portez-la à ébullition. Ajoutez les fleurons de brocoli dans la casserole et couvrez-la avec un couvercle. Faites cuire le brocoli à la vapeur pendant environ 57 minutes, ou jusqu'à ce qu'il soit tendre mais toujours croquant . Pendant ce temps, dans une petite poêle, faire fondre le beurre à feu moyen. Ajouter l'ail émincé dans la poêle et cuire 12 minutes, jusqu'à ce qu'il soit doré et parfumé. Ajoutez le zeste de citron râpé et le jus de citron dans la poêle et mélangez bien. Égouttez le brocoli cuit à la vapeur et placez-le dans un grand bol. Versez la sauce citron-ail sur le brocoli et mélangez bien pour l'enrober de sauce. Saupoudrer le parmesan râpé sur le brocoli et mélanger délicatement. Salez et poivrez selon votre goût et servez chaud.

COURGETTES GRILLÉES GLAÇÉES AU VINAIGRE BALSAMIQUE

Temps de préparation :

environ 15 minutes

Portions : 4 personnes

Ingrédients:

4 courgettes moyennes

2 cuillères à soupe d'huile d'olive

sel et poivre noir fraîchement moulu

2 cuillères à soupe

de vinaigre balsamique

1 cuillère à soupe de miel

Préparation

Préchauffer le gril à feu moyen-vif. Coupez les extrémités des courgettes puis coupez-les en diagonale en tranches d'environ un demi-centimètre d'épaisseur. Dans un bol, mélanger l'huile d'olive, le sel et le poivre. Ajoutez les tranches de courgettes et mélangez pour bien les enrober d'huile. Placez les courgettes sur le grill et faites-les cuire 4/5 minutes par face, jusqu'à ce qu'elles soient tendres et bien marquées par le grill. Pendant que les courgettes cuisent, préparez le glaçage. Dans une petite casserole, mélanger le vinaigre balsamique et le miel. Porter à ébullition à feu moyen-doux et cuire 12 minutes, jusqu'à ce que le glaçage ait légèrement épaissi. Retirez les courgettes du gril et disposez-les sur une assiette de service. Versez sur le glaçage et servez tiède ou à température ambiante.

ÉPINARDS SAUTÉS À L'AIL ET AU CITRON

Temps de préparation :

environ 10 minutes

Temps de cuisson 15 minutes

Pour 4 personnes

Ingrédients:

450 g d'épinards frais

1 cuillère à soupe d'huile d'olive

2 gousses d'ail, hachées finement

le jus d'1/2 citron

sel et poivre noir fraîchement moulu

Préparation

Rincez les épinards à l'eau froide et séchez-les avec un chiffon propre. Faites chauffer l'huile d'olive dans une grande poêle à feu moyen-vif. Ajouter l'ail et cuire environ 1 minute, jusqu'à ce qu'il soit doré et parfumé. Ajoutez les épinards dans la poêle, une poignée à la fois, et mélangez doucement avec une spatule pour qu'ils paraissent uniformes. Continuez à cuire les épinards, en remuant de temps en temps, jusqu'à ce qu'ils soient complètement fanés et tendres, environ 5 à 7 minutes. Pressez le jus d'un demi citron sur les épinards et mélangez bien. Ajoutez du sel et du poivre au goût. Retirer du feu et transférer les épinards dans un bol ou une assiette de service. Servez chaud ou à température ambiante.

LASAGNES DE DINDE
À LA RICOTTA MAIGRE

Temps de préparation 30 minutes

Temps de cuisson 40/45 minutes

portions : 4 personnes

Ingrédients:

250 g de lasagnes sèches

400 g de viande de dinde hachée

500 ml de purée de tomates

1 oignon haché

2 gousses d'ail, hachées

2 cuillères à soupe d'huile d'olive, 1 œuf

250 g de ricotta allégée

100 g de parmesan râpé

sel et poivre noir fraîchement moulu

Préparation

Préparez les feuilles de lasagne en suivant les instructions sur l'emballage. Égoutter et réserver. Dans une grande poêle, faire chauffer l'huile d'olive à feu moyen. Ajouter l'oignon et l'ail et cuire jusqu'à ce qu'ils soient tendres et translucides. Ajouter la viande de dinde dans la poêle et cuire jusqu'à ce qu'elle soit bien cuite et dorée. Ajoutez le concentré de tomates, le sel et le poivre dans la poêle et mélangez bien. Laissez cuire environ 10/15 minutes. Dans un autre bol, battez l'œuf et mélangez-le avec la ricotta et le parmesan râpé. Ajoutez du sel et du poivre au goût. Dans un plat allant au four, étalez une couche de lasagne sèche, puis une couche de viande de dinde et enfin une couche de mélange à la ricotta. Répétez jusqu'à épuisement de tous les ingrédients, en terminant par une couche de mélange de ricotta. Couvrir la poêle de papier aluminium et cuire au four préchauffé à 180°C pendant environ 30 minutes.

LASAGNES DE LÉGUMES AUX ÉPINARDS, COURGETTES , ET AUBERGINES

Temps de préparation 30 minutes

Temps de cuisson 40 minutes

Portion : 4 personnes

Ingrédients:

250 g de lasagnes sèches

200g d'épinards frais

2 courgettes moyennes, coupées en cubes

1 aubergine, coupée en dés

1 oignon, haché

2 gousses d'ail, hachées

500 ml de sauce tomate

250 g de ricotta fraîche

100 g de parmesan râpé

2 cuillères à soupe d'huile d'olive

sel et poivre noir fraîchement moulu

Préparation

Préparez les lasagnes en suivant les instructions sur l'emballage. Égoutter et réserver. Dans une poêle, faites chauffer l'huile d'olive à feu moyen. Ajouter l'oignon et l'ail et cuire jusqu'à ce qu'ils soient tendres et translucides. Ajouter les aubergines et les courgettes dans la poêle et cuire jusqu'à ce qu'elles soient tendres et dorées. Ajouter les épinards dans la poêle et cuire jusqu'à ce qu'ils soient fanés. Ajoutez du sel et du poivre au goût.

Dans un autre bol, mélangez la ricotta avec le parmesan râpé, le sel et le poivre. Dans un plat allant au four, disposez une couche de lasagnes sèches, puis une couche de légumes et enfin une couche de mélange à la ricotta. Répétez jusqu'à épuisement de tous les ingrédients, en terminant par une couche de mélange de ricotta. Couvrir la poêle de papier aluminium et cuire au four préchauffé à 180°C pendant environ 30 minutes. Retirez le film et poursuivez la cuisson encore 10/15 minutes, jusqu'à ce que la surface soit dorée et croustillante.

LASAGNE À LA CITROUILLE À LA MOZZARELLA MAIGRE

Temps de préparation : 30 minutes

Temps de cuisson 35 minutes

Portion : 4 personnes

Ingrédients:

250 g de lasagnes sèches

600 g de potiron pelé et coupé en cubes

200 g de mozzarella maigre

fromage coupé en cubes

1 oignon, haché

2 gousses d'ail, hachées

500 ml de sauce tomate

250 g de ricotta fraîche

100 g de parmesan râpé

2 cuillères à soupe d'huile d'olive

sel et poivre noir fraîchement moulu

Préparation

Préparez les lasagnes en suivant les instructions sur l'emballage. Égoutter et réserver. Dans une poêle, faites chauffer l'huile d'olive à feu moyen. Ajouter l'oignon et l'ail et cuire jusqu'à ce qu'ils soient tendres et translucides. Ajouter la courge dans la poêle et cuire jusqu'à ce qu'elle soit tendre et dorée. Dans un autre bol, mélangez la ricotta avec le parmesan râpé, le sel et le poivre.

Dans un plat allant au four, disposer une couche de lasagnes sèches, puis une couche de potiron et mozzarella et enfin une couche de mélange à la ricotta. Répétez jusqu'à épuisement de tous les ingrédients, en terminant par une couche de mélange de ricotta. Couvrir la poêle de papier aluminium et cuire au four préchauffé à 180°C pendant environ 30 minutes. Retirez le film et poursuivez la cuisson encore 10/15 minutes, jusqu'à ce que la surface soit dorée et croustillante.

SAUMON GRILLÉ AU CITRON ET HERBES AROMATIQUES

Temps de préparation :

environ 20 minutes

Portions : 4 personnes

Ingrédients:

4 filets de saumon frais

le jus d'1 citron

2 cuillères à soupe d'huile d'olive

1 gousse d'ail, hachée

1 cuillère à café de thym séché

1 cuillère à café de romarin séché

sel et poivre noir fraîchement moulu

Préparation

Allumez le gril et laissez-le chauffer. Mélangez le jus de citron, l'huile d'olive, l'ail haché, le thym, le romarin, le sel et le poivre dans un bol. Badigeonner les filets de saumon du mélange citron et herbes aromatiques. Placer les filets de saumon sur le gril et cuire environ 5/7 minutes de chaque côté, jusqu'à ce qu'ils soient cuits mais encore juteux à l'intérieur. Servir le saumon bien chaud, accompagné d'une tranche de citron et de quelques herbes fraîches.

MORUE AU FOUR AVEC SAUCE TOMATE ET OLIVE

Temps de préparation : 20 minutes

Temps de cuisson 40 minutes

Portion : 4 personnes

Ingrédients:

4 filets de cabillaud

500 g de tomates pelées

1 oignon haché

2 gousses d'ail, hachées

1 piment haché

100 g d'olives noires dénoyautées

2 cuillères à soupe d'huile d'olive

1 cuillère à soupe de vinaigre de vin rouge

sel et poivre noir fraîchement moulu

Préparation

Allumez le four et faites-le chauffer à 200°C. Dans une poêle, faites chauffer l'huile d'olive à feu moyen. Ajouter l'oignon, l'ail et le piment et cuire jusqu'à ce qu'ils soient tendres et translucides. Ajouter les tomates pelées dans la poêle et cuire jusqu'à ce qu'elles soient tendres. Ajouter le vinaigre de vin rouge, les olives noires, le sel et le poivre et bien mélanger. Disposez les filets de cabillaud dans un plat allant au four. Versez la sauce tomate sur la morue. Couvrir la poêle de papier d'aluminium et cuire environ 30/40 minutes, jusqu'à ce que la morue soit cuite et que la sauce tomate soit réduite et épaisse.

TILAPIA EMBALLÉS AU CITRON ET CÂPRES

Temps de préparation : environ 20 minutes

Pour : 4 personnes

Ingrédients:

4 filets de tilapia

1 citron coupé en fines tranches

2 cuillères à soupe de câpres

2 cuillères à soupe d'huile d'olive

sel et fraîchement moulu

poivre noir

Préparation

Allumez le gril et laissez-le chauffer.
Badigeonner les filets de tilapia d'huile d'olive
et saupoudrer de sel et de poivre. Enveloppez
chaque filet de tilapia dans une tranche de
citron. Placer les filets de tilapia sur le gril et
cuire environ 4/5 minutes de chaque côté,
jusqu'à ce qu'ils soient cuits et dorés. Servir le
tilapia bien chaud, garni de câpres et de
quelques tranches de citron.

SALADE DE THON AVEC YOGOURT GREC ET AVOCAT

Temps de préparation : environ 20 minutes

Portion : 4 personnes

Ingrédients:

2 boîtes de thon en conserve

1 avocat mûr

1 poivron rouge coupé en cubes

1 oignon rouge coupé en fines tranches

1 tête de laitue

4 cuillères à soupe de yaourt grec

le jus d'1/2 citron

2 cuillères à soupe d'huile d'olive

sel et poivre noir fraîchement moulu

Préparation

Coupez l'avocat en cubes et placez-le dans un bol. Ajoutez le thon, le poivron et l'oignon. Ajoutez la laitue dans le bol et mélangez délicatement. Dans un autre bol, mélanger le yaourt grec, le jus de citron, l'huile d'olive, le sel et le poivre pour créer la vinaigrette. Versez la vinaigrette sur la salade de thon et mélangez bien. Servir la salade froide.

PENNE AUX TOMATES RÔTIES AIL ET HUILE D'OLIVE

Temps de préparation :

environ 30 minutes

Pour 4 personnes

ingrédients

500 g de pennes

500 g de tomates cerises

3 gousses d'ail, émincées

4 cuillères à soupe d'huile d'olive

1 bouquet de basilic frais

sel et poivre noir fraîchement moulu

Préparation

Allumez le four et faites-le chauffer à 200°C. Coupez les tomates cerises en deux et disposez-les dans un plat allant au four. Ajouter l'ail, l'huile d'olive, le sel et le poivre et bien mélanger. Cuire les tomates cerises au four environ 15/20 minutes, jusqu'à ce qu'elles soient tendres et légèrement dorées. Cuire les penne dans une casserole d'eau salée jusqu'à ce qu'elles soient al dente. Égouttez-les et placez-les dans un bol. Ajouter les tomates cerises rôties aux penne et bien mélanger. Ajoutez le basilic frais haché et mélangez à nouveau. Servir les penne bien chaudes.

PENNE AU PESTO , TOMATES ET PARMESAN

Temps de préparation :

environ 20 minutes

Portion : 4 personnes

Ingrédients:

500 g de pennes

1 tasse de feuilles de basilic frais

1 gousse d'ail

1/2 tasse de parmesan râpé

1/2 tasse de pignons de pin

1/2 tasse d'huile d'olive

1 tasse de tomates cerises coupées en deux

sel et poivre noir fraîchement moulu

Préparation

Cuire les penne dans une casserole d'eau salée
jusqu'à ce qu'elles soient al dente. Égouttez-les
et placez-les dans un bol. Au robot culinaire,
hacher le basilic, l'ail, le parmesan et les
pignons de pin. Ajoutez progressivement
l'huile d'olive en remuant jusqu'à obtenir un
pesto onctueux et crémeux. Versez le pesto sur
les penne et mélangez bien. Ajoutez les
tomates cerises et mélangez à nouveau.
Assaisonnez de sel et de poivre et servez les
penne bien chaudes.

PENNE AUX LÉGUMES RÔTIS ET FROMAGE FETA MAIGRE

Temps de préparation :

environ 30 minutes

Pour 4 personnes

Ingrédients:

500 g de pennes

2 courgettes coupées en cubes

2 poivrons rouges coupés en cubes

1 oignon rouge, coupé en dés

2 cuillères à soupe d'huile d'olive

1 tasse de fromage feta faible en gras émietté

sel et poivre noir

Préparation

Allumez le four et faites-le chauffer à 200°C. Disposez les courgettes, les poivrons et l'oignon dans un plat allant au four. Ajouter l'huile d'olive, le sel et le poivre et bien mélanger. Cuire les légumes au four pendant environ 20/25 minutes, jusqu'à ce qu'ils soient tendres et légèrement dorés. Cuire les penne dans une casserole d'eau salée jusqu'à ce qu'elles soient al dente. Égouttez-les et placez-les dans un bol. Ajouter les légumes rôtis aux penne et bien mélanger. Ajoutez la feta émiettée et mélangez à nouveau. Servir les penne bien chaudes.

SALADE DE HARICOTS NOIRS ET MAÏS AVEC SAUCE AU LIME

Temps de préparation : environ 15 minutes

Portions : 4 personnes

Ingrédients:

1 boîte de haricots noirs (environ 400 g)

1 boîte de maïs (environ 400 g)

1 poivron rouge coupé en cubes

1 oignon rouge coupé en dés

1 avocat mûr coupé en cubes

1/4 tasse de coriandre fraîche hachée

2 cuillères à soupe d'huile d'olive

2 cuillères à soupe de jus de citron vert

1/2 cuillère à café de cumin moulu

sel et poivre noir fraîchement moulu

Préparation

Rincez et égouttez les haricots noirs et le maïs et placez-les dans un grand bol avec le poivron, l'oignon, l'avocat et la coriandre. Dans un autre bol, mélanger l'huile d'olive, le jus de citron vert et le cumin. Ajoutez du sel et du poivre au goût. Versez la vinaigrette dans le bol de haricots noirs et de maïs et mélangez bien. Servir la salade froide.

SOUTIE AUX LENTILLES ET LÉGUMES

Temps de préparation:

environ 45/50 minutes

Pour : 4 personnes

Ingrédients:

1 tasse de lentilles séchées

2 cuillères à soupe d'huile d'olive

1 oignon coupé en dés

2 carottes coupées en cubes

2 branches de céleri coupées en cubes

2 gousses d'ail, hachées

1 feuille de laurier

4 tasses de bouillon de légumes ou d'eau

sel et poivre noir fraîchement moulu

Préparation

Rincez les lentilles et placez-les dans une casserole avec suffisamment d'eau pour les couvrir. Portez à ébullition et laissez-les cuire environ 20 minutes jusqu'à ce qu'ils soient tendres mais pas trop mous. Égouttez-les et réservez-les. Dans une grande casserole, faire chauffer l'huile d'olive à feu moyen-vif. Ajouter l'oignon, les carottes, le céleri et l'ail. Cuire, en remuant de temps en temps, pendant environ 10 minutes, jusqu'à ce que les légumes soient tendres. Ajouter la feuille de laurier et le bouillon de légumes ou l'eau et porter à ébullition. Réduisez le feu et ajoutez les lentilles. Laisser cuire environ 15/20 minutes, jusqu'à ce que le liquide ait réduit et que les lentilles soient tendres et tendres. Ajoutez du sel et du poivre au goût. Servir les lentilles et les légumes sautés bien chauds.

POIS CHICHES ET CURRY DE LÉGUMES

Temps de préparation : environ 30 minutes

Pour 4 personnes

Ingrédients:

1 oignon

2 gousses d'ail

2 carottes

2 courgettes

1 poivron rouge

1 poivron jaune

400 g de pois chiches en conserve

400 ml de lait de coco

2 cuillères à soupe de curry en poudre

2 cuillères à soupe d'huile d'olive

Sel et poivre au goût.

Préparation

Coupez l'oignon, l'ail, les carottes, les courgettes et les poivrons en dés. Dans une grande poêle, faites revenir l'oignon et l'ail dans l'huile d'olive pendant quelques minutes. Ajouter les carottes et les poivrons et cuire 5/7 minutes. Ajoutez les courgettes et les pois chiches égouttés et rincés . Bien mélanger et cuire encore 5 minutes. Ajoutez le curry, salez et poivrez, puis versez le lait de coco. Bien mélanger et laisser cuire encore 5/10 minutes jusqu'à ce que la sauce épaississe. Servir le curry chaud accompagné de riz basmati ou de pain naan.

SALADE AUX TROIS HARICOTS AVEC VINAIGRETTE

Temps de préparation : environ 15 minutes

Pour 4 personnes

Ingrédients:

400 g de haricots noirs en conserve

400 g de haricots cannellini en conserve

400 g de haricots borlotti en conserve

150 g de maïs doux en conserve

1 poivron rouge

1 oignon rouge

2 cuillères à soupe de coriandre fraîche hachée

2 cuillères à soupe d'huile d'olive

2 cuillères à soupe de vinaigre de vin rouge

le jus d' 1 citron vert

Sel et poivre au goût.

Préparation

Égouttez et rincez les haricots et le maïs et placez-les dans un grand bol. Coupez le poivron et l'oignon en dés et ajoutez-les dans le bol. Préparez la vinaigrette en mélangeant l'huile d'olive, le vinaigre de vin rouge, le jus de citron vert, la coriandre hachée, le sel et le poivre. Versez la vinaigrette dans le bol et mélangez bien. Laissez la salade reposer au réfrigérateur au moins 30 minutes avant de servir.

OMELETTE AUX ÉPINARDS ET FETA

Préparation 15 minutes

ingrédients

pour 2 personnes

4 œufs

100g d'épinards frais

50 g de fromage feta

1 gousse d'ail

Huile d'olive

Sel et poivre

Préparation

Nettoyez les épinards et coupez-les en petits morceaux. Hachez la feta. Dans une poêle antiadhésive, faites revenir la gousse d'ail dans un peu d'huile d'olive. Ajouter les épinards et cuire 5/7 minutes jusqu'à ce qu'ils soient fanés. Dans un bol, battez les œufs avec une pincée de sel et de poivre. Ajouter la feta dans la poêle avec les épinards et bien mélanger. Versez les œufs battus dans la poêle et faites cuire à feu moyen-doux environ 8/10 minutes jusqu'à ce que l'omelette soit solidifiée. Retournez l'omelette à l'aide d'un couvercle ou d'une assiette et faites cuire l'autre côté encore 5/6 minutes. Servir chaud ou froid.

OMELETTE AUX CHAMPIGNONS ET FROMAGE SUISSE

Préparation 16 minutes

ingrédients

pour 4 personnes :

8 œufs

300 g de champignons de Paris

100g de fromage suisse

1 gousse d'ail

Huile d'olive

Sel et poivre

Préparation

Nettoyez les champignons et coupez-les en fines tranches. Râpez le fromage suisse. Dans une poêle antiadhésive, faites revenir la gousse d'ail dans un peu d'huile d'olive. Ajoutez les champignons et faites-les cuire 8/10 minutes jusqu'à ce qu'ils soient tendres et dorés. Dans un bol, battez les œufs avec une pincée de sel et de poivre. Ajouter le fromage râpé dans la poêle avec les champignons et bien mélanger. Versez les œufs battus dans la poêle et faites cuire à feu moyen-doux environ 8/10 minutes jusqu'à ce que l'omelette soit solidifiée. Retournez l'omelette à l'aide d'un couvercle ou d'une assiette et faites cuire l'autre côté encore 5/6 minutes. Servir chaud ou froid.

BLANCHE OMELETTE BLANCHE AU FROMAGE SKINNY ET LÉGUMES

Temps de préparation:

environ 20/25 minutes

Portions pour 4

Ingrédients:

16 blancs d'œufs

2 dés de courgettes

2 poivrons rouges coupés en dés

2 oignons , hachés

1 gousse d'ail, hachée

100 g de fromage allégé en dés

1 cuillère à soupe d'huile d'olive

Sel et poivre au goût.

Préparation

Dans une poêle antiadhésive, faites chauffer l'huile d'olive à feu moyen. Ajouter l'oignon et l'ail et faire revenir jusqu'à ce qu'ils soient tendres et translucides. Ajouter les courgettes et le poivron et cuire environ 5 minutes, jusqu'à ce qu'ils soient tendres. Ajoutez les blancs d'oeufs, le fromage allégé, le sel et le poivre. Mélangez délicatement. Cuire l'omelette à feu moyen/doux pendant environ 10 minutes ou jusqu'à ce que le fond soit doré. Retournez l'omelette à l'aide d'une assiette ou d'un couvercle et laissez cuire encore 5/10 minutes, jusqu'à ce qu'elle soit dorée et cuite.

OMELETTE GRECQUE AUX ÉPINARDS , TOMATE ET FROMAGE FETA

Temps de préparation

environ 25/30 minutes

Pour 4 personnes

ingrédients

8 oeufs

200g d'épinards frais

2 tomates en dés

100 g de feta émiettée

1 oignon haché

1 gousse d'ail, hachée

1 cuillère à soupe d'huile d'olive

Sel et poivre au goût.

Préparation

Dans une poêle antiadhésive, faites chauffer l'huile d'olive à feu moyen. Ajouter l'oignon et l'ail et faire revenir jusqu'à ce qu'ils soient tendres et translucides. Ajouter les épinards et cuire environ 2/3 minutes, jusqu'à ce qu'ils soient fanés. Ajoutez la tomate et la feta et mélangez délicatement. Dans un bol, battez les œufs avec du sel et du poivre. Ajoutez les œufs dans la poêle avec les autres ingrédients et mélangez bien. Cuire l'omelette à feu moyen-doux pendant environ 10 minutes ou jusqu'à ce que le fond soit doré. Retournez l'omelette à l'aide d'une assiette ou d'un couvercle et laissez cuire encore 5/10 minutes, jusqu'à ce qu'elle soit dorée et cuite. Bon appétit!

SAUMON AU FOUR AUX LÉGUMES

Pour 4 personnes

Temps de préparation:

environ 30/35 minutes

Ingrédients:

4 filets de saumon frais

1 poivron rouge coupé en dés

1 poivron jaune coupé en dés

1 oignon rouge coupé en dés

2 dés de courgettes

2 gousses d'ail, hachées

2 cuillères à soupe d'huile d'olive

Jus de citron frais

Sel et poivre au goût

Persil frais haché pour la garniture

Préparation

Préchauffer le four à 200°C. Dans un bol, mélangez les poivrons, l'oignon, la courgette, l'ail, le sel et le poivre. Répartissez les légumes dans un plat allant au four et déposez dessus les filets de saumon. Assaisonnez le saumon avec le jus de citron et l'huile d'olive. Cuire au four préchauffé pendant environ 15/20 minutes ou jusqu'à ce que le saumon soit cuit et que les légumes soient tendres. Garnir de persil haché et servir.

THON AUX SAUCES VERTES ET POIRE DE POIS CHICHES

Temps de préparation:

environ 20/25 minutes.

Portions pour 4 personnes

Ingrédients:

4 filets de thon frais

400 g de pois chiches bouillis

2 gousses d'ail, hachées

2 cuillères à soupe d'huile d'olive

2 cuillères à soupe d'eau

1 bouquet de persil frais

1 bouquet de basilic frais

1 cuillère à soupe de câpres

2 filets d'anchois

Sel et poivre au goût.

Préparation

Dans un mixeur, mélanger les pois chiches, l'ail, l'huile d'olive, l'eau, le sel et le poivre jusqu'à consistance lisse. Dans un autre bol, mélangez le persil, le basilic, les câpres, les anchois, le sel et le poivre pour réaliser les sauces vertes. Faites chauffer une poêle antiadhésive à feu moyen-vif et faites cuire les filets de thon 2/3 minutes de chaque côté ou jusqu'à ce qu'ils soient dorés à l'extérieur et roses à l'intérieur. Servir les filets de thon accompagnés de purée de pois chiches et de sauces vertes.

RECETTES
DEUXIÈME PLATS

POULET RÔTI AUX POMMES DE TERRE ET ROMARIN

Temps de cuisson : 35/40 minutes

Pour 4 personnes

Ingrédients:

4 poitrines de poulet sans peau

4 pommes de terre de taille moyenne

1 cuillère à soupe d'huile d'olive

2 gousses d'ail, hachées

1 cuillère à café de romarin haché

Sel et poivre noir au goût

Préparation

Préchauffer le four à 200°C. Coupez les pommes de terre en cubes et placez-les dans un plat allant au four avec le poulet. Dans un bol, mélangez l'huile d'olive, l'ail, le romarin, le sel et le poivre. Versez le mélange d'huile d'olive sur les morceaux de poulet et les pommes de terre. Bien mélanger pour répartir uniformément l'assaisonnement. Cuire environ 35/40 minutes ou jusqu'à ce que le poulet soit doré et bien cuit. Servir chaud.

RAGOÛT DE POULET ET POMMES DE TERRE

Temps de cuisson : 20/25 minutes

Pour 4 personnes :

Ingrédients:

500 g de blanc de poulet coupé en cubes

4 pommes de terre de taille moyenne coupées en cubes

1 oignon haché

2 carottes coupées en dés

2 tasses de bouillon de poulet

1 cuillère à soupe d'huile d'olive

2 feuilles de laurier

Sel et poivre noir au goût.

Préparation

Dans une casserole, faire revenir l'oignon dans l'huile d'olive. Ajouter le poulet et faire revenir jusqu'à ce qu'il soit doré. Ajouter les pommes de terre, les carottes, le bouillon de poulet, les feuilles de laurier, le sel et le poivre. Couvrir et porter à ébullition. Réduire le feu et cuire environ 20/25 minutes ou jusqu'à ce que les pommes de terre et les carottes soient tendres. Servir chaud.

POULET AUX AMANDES ET ÉPINARDS

Temps de cuisson : 20/25 minutes

Pour 4 personnes :

4 poitrines de poulet sans peau

1/2 tasse de farine d'amande

1/4 tasse de farine

1/2 cuillère à café de sel

1/4 cuillère à café de poivre noir

1/4 cuillère à café de paprika

1/4 cuillère à café de poudre d'ail

2 cuillères à soupe d'huile d'olive

2 gousses d'ail, hachées

6 tasses d'épinards frais

1/4 tasse d'amandes tranchées

Préparation

Dans un bol, mélanger la farine d'amande, la farine, le sel, le poivre noir, le paprika et la poudre d'ail. Draguez les poitrines de poulet dans le mélange farine d'amandes et secouez l'excédent de farine. Dans une poêle antiadhésive, faire chauffer l'huile d'olive et l'ail à feu moyen. Ajouter les poitrines de poulet et cuire 6/7 minutes de chaque côté ou jusqu'à ce qu'elles soient dorées et bien cuites. Retirez le poulet de la poêle et réservez-le sur une assiette recouverte de papier d'aluminium. Ajouter les épinards dans la même poêle et cuire 2 à 3 minutes ou jusqu'à ce qu'ils soient fanés. Ajouter les amandes tranchées et cuire encore 2/3 minutes ou jusqu'à ce qu'elles soient légèrement dorées. Servir le poulet avec les épinards et les amandes tranchées en accompagnement.

POULET AU CURRY AUX LÉGUMES

Temps de préparation : environ 30 minutes

pour 4 personnes

Ingrédients:

500 g de blanc de poulet coupé en cubes

1 poivron rouge coupé en dés

1 poivron jaune coupé en dés

1 oignon coupé en dés

2 carottes coupées en dés

1 tasse de petits pois frais ou surgelés

1 boîte de tomates en dés

1 tasse de lait de coco

2 cuillères à soupe d'huile d'olive

2 cuillères à soupe de curry en poudre

Sel et poivre noir au goût

Coriandre fraîche hachée pour garnir

Préparation

Dans une grande poêle, faites chauffer l'huile d'olive et faites revenir l'oignon jusqu'à ce qu'il soit translucide. Ajouter le poulet et cuire jusqu'à ce qu'il soit doré. Ajouter les poivrons, les carottes, les petits pois et les tomates en dés et bien mélanger. Ajouter la poudre de curry et bien mélanger jusqu'à ce que les légumes et le poulet soient complètement enrobés de curry. Ajoutez le lait de coco et portez à ébullition. Baissez le feu et laissez cuire environ 15/20 minutes jusqu'à ce que les légumes soient cuits. Assaisonner avec du sel et du poivre noir au goût. Servir chaud garni de coriandre hachée.

POULET AU CITRON
AUX ASPERGES

Temps de préparation : 10 minutes

Temps de cuisson : 20 minutes

Portions : 4 personnes

Ingrédients:

4 poitrines de poulet

2 cuillères à soupe d'huile d'olive

1 gousse d'ail, hachée

1 citron, le zeste et le jus râpé

1/2 tasse de bouillon de poulet

1 botte d'asperges coupées en petits morceaux

Sel et poivre au goût.

Préparation

Préchauffer le four à 200°C. Dans une grande poêle, faites chauffer l'huile d'olive à feu moyen et ajoutez l'ail émincé. Cuire une minute. Ajouter les poitrines de poulet et cuire 5 minutes de chaque côté, jusqu'à ce qu'elles soient dorées. Ajoutez le zeste de citron râpé, le jus de citron et le bouillon de poulet. Portez à ébullition, puis baissez le feu et laissez cuire 5 minutes. Ajouter les asperges et cuire encore 5 minutes, jusqu'à ce que le poulet et les asperges soient cuits. Servir chaud.

POULET GRILLÉ AVEC ARTICHAUTS ET TOMATES

Temps de préparation : 10 minutes

Temps de cuisson : 20 minutes

Portion : 4 personnes

Ingrédients:

4 poitrines de poulet

1 pot de coeurs d'artichauts ,

égoutté et coupé en deux

1 tasse de tomates cerises

2 cuillères à soupe d'huile d'olive

Jus d'1/2 citron

Sel et poivre au goût.

Préparation

Préchauffer le gril à feu moyen-vif.
Badigeonner les poitrines de poulet d'huile
d'olive et saupoudrer de sel et de poivre.
Griller les poitrines de poulet pendant 6 à 7
minutes de chaque côté ou jusqu'à ce qu'elles
soient bien cuites. Ajoutez les cœurs
d'artichauts et les tomates cerises grillées et
faites griller encore 5/7 minutes. Pressez le jus
d'un demi citron sur les poitrines de poulet en
fin de cuisson. Servir chaud.

POULET CACCIATORA AUX CAROTTES ET CÉLERI

Temps de préparation : environ 20 minutes

Temps de cuisson : environ 45 minutes

pour 4 personnes :

Ingrédients:

4 cuisses de poulet, 2 carottes

2 branches de céleri, 1 oignon

2 gousses d'ail

2 cuillères à soupe de concentré de tomate

1 verre de vin rouge

1 tasse de bouillon de poulet

1 branche de romarin

Huile d'olive vierge extra

Sel et poivre

Préparation

Dans une grande poêle, faites chauffer l'huile d'olive extra vierge. Ajouter les cuisses de poulet et faire revenir des deux côtés jusqu'à ce qu'elles soient dorées. Retirez les cuisses de poulet de la poêle et réservez. Dans la même poêle, ajoutez l'oignon coupé en dés, les carottes et le céleri et faites revenir à feu moyen pendant 5 minutes. Ajoutez l'ail émincé et faites revenir encore une minute. Ajoutez le concentré de tomates et mélangez bien. Versez le vin rouge dans la casserole et laissez-le s'évaporer. Ajouter le bouillon de poulet et le romarin et porter à ébullition. Remettez les cuisses de poulet dans la poêle et couvrez avec le couvercle. Cuire à feu moyen-doux pendant environ 45 minutes ou jusqu'à ce que le poulet soit bien cuit. Servir chaud avec du riz blanc.

POULET AUX POIVRONS ET COURGETTES

Temps de préparation : environ 20 minutes

Temps de cuisson : 30 minutes environ

Ingrédients pour 4 personnes :

Ingrédients:

4 poitrines de poulet

2 poivrons (1 rouge et 1 jaune)

2 courgettes

2 gousses d'ail

2 cuillères à soupe d'huile d'olive extra vierge

1 cuillère à soupe d'origan séché

Sel et poivre

Préparation

Préchauffer le four à 200°C. Lavez et coupez les poivrons en lanières et les courgettes en tranches. Disposez les légumes dans un plat allant au four et saupoudrez-les d'huile d'olive extra vierge, de sel, de poivre et d'origan. Mélangez bien les légumes et enfournez pour 20 minutes. Pendant ce temps, dans une grande poêle, faites chauffer une cuillerée d'huile d'olive extra vierge. Ajouter les poitrines de poulet et cuire des deux côtés jusqu'à ce qu'elles soient dorées. Ajoutez l'ail émincé dans la poêle et faites revenir pendant une minute. Sortez les légumes du four et répartissez-les dans la poêle avec le poulet. Mélangez bien le tout et laissez cuire encore 5/10 minutes. Servir chaud.

POULET AU PAPRIKA AVEC OIGNONS ET POIVRONS

Préparation : 15 minutes

Temps de cuisson : 40 minutes

ingrédients

pour 4 personnes

4 poitrines de poulet

2 oignons moyens

2 poivrons rouges

2 cuillères à soupe d'huile d'olive

2 cuillères à soupe de paprika doux

1/2 cuillère à café de sel

1/4 cuillère à café de poivre noir

1 tasse de bouillon de poulet

Préparation

Coupez les oignons en fines tranches et les poivrons en lanières. Dans une grande poêle, chauffer l'huile d'olive à feu moyen-vif et faire dorer les poitrines de poulet jusqu'à ce qu'elles soient dorées des deux côtés, environ 5 à 7 minutes de chaque côté. Retirez le poulet de la poêle et réservez. Ajouter les oignons et les poivrons dans la même poêle et cuire environ 5 minutes, jusqu'à ce qu'ils soient tendres. Ajoutez le paprika, le sel et le poivre noir et mélangez bien. Ajouter le bouillon de poulet et faire bouillir pendant 12 minutes. Ajouter le poulet dans la poêle et recouvrir de sauce. Réduire le feu et cuire environ 20 à 25 minutes ou jusqu'à ce que le poulet soit cuit.

DINDE AUX COURGETTES ET AUBERGINES GRILLÉES

Temps de préparation:

environ 30 minutes.

ingrédients

portions pour 4 personnes

4 tranches de poitrine de dinde

2 courgettes moyennes

1 grosse aubergine

1 gousse d'ail

Huile d'olive vierge extra

Sel et poivre

Préparation

Coupez les courgettes et les aubergines en fines tranches et faites-les griller sur une plaque chauffante ou sur un grill jusqu'à ce qu'elles soient tendres et légèrement carbonisées. Dans une poêle antiadhésive, faire dorer la gousse d'ail avec un filet d'huile d'olive extra vierge. Ajouter les tranches de poitrine de dinde et cuire jusqu'à ce qu'elles soient dorées et bien cuites. Ajoutez les courgettes et les aubergines grillées dans la poêle avec la dinde, accompagnées d'un filet d'huile d'olive extra vierge et d'une pincée de sel et de poivre. Mélangez bien tous les ingrédients et laissez cuire 23 minutes pour que les saveurs se mélangent. Servir la dinde avec des courgettes et des aubergines grillées bien chaudes, accompagnées d'un accompagnement de légumes de saison ou d'une salade composée.

DINDE AU FOUR

AUX LÉGUMES

Temps de préparation:

environ 50 minutes

ingrédients

pour 4 personnes :

4 poitrines de dinde

2 courgettes

1 aubergine

1 poivre

1 oignon

2 gousses d'ail

Huile d'olive au goût

Sel et poivre au goût

Préparation

Prenez un plat allant au four et disposez les poitrines de dinde. Coupez les courgettes, les aubergines et le poivron en cubes et l'oignon en fines tranches. Ajouter les légumes dans la rôtissoire avec la dinde. Hachez les gousses d'ail et saupoudrez-les sur les légumes et la dinde. Assaisonner avec du sel, du poivre et de l'huile d'olive. Cuire au four à 180°C pendant environ 40/45 minutes ou jusqu'à ce que la dinde soit cuite et que les légumes soient tendres. Servir chaud.

SAUMON AU FOUR AUX ASPERGES

Temps de préparation :

environ 25 minutes

ingrédients

pour 4 personnes :

4 filets de saumon

d'environ 150 g chacun

500 g d'asperges fraîches

2 cuillères à soupe d'huile d'olive

Sel et poivre au goût

1 citron

Préparation

Préchauffer le four à 200°C. Lavez les asperges et coupez les parties dures à la base. Placez-les dans un plat allant au four et assaisonnez-les avec une cuillerée d'huile d'olive extra vierge, du sel et du poivre. Bien mélanger pour répartir l'assaisonnement. Cuire les asperges au four pendant environ 10 minutes, jusqu'à ce qu'elles soient tendres. Pendant ce temps, lavez les filets de saumon, séchez-les avec du papier absorbant et assaisonnez-les avec du sel, du poivre et le jus d'un demi citron. Transférer les filets de saumon dans la poêle avec les asperges et arroser d'une cuillerée d'huile d'olive. Cuire environ 12/15 minutes, jusqu'à ce que le saumon soit doré et cuit. Servir le saumon avec les asperges et garnir de tranches de citron.

THON GRILLÉ AUX TOMATES ET CÂPRES

temps de préparation 25 minutes

ingrédients

pour 4 personnes :

4 filets de thon frais

2 cuillères à soupe d'huile d'olive

1 gousse d'ail émincée

1 citron (jus et zeste râpé)

1 tasse de tomates cerises coupées en deux

1 cuillère à soupe de câpres

Sel et poivre au goût.

Préparation

Allumez le gril et badigeonnez d'un peu d'huile. Dans un bol, mélangez l'huile d'olive, l'ail émincé, le jus et le zeste de citron. Badigeonnez les filets de thon de marinade et ajoutez du sel et du poivre au goût. Placer le thon sur le grill et cuire 3/4 minutes par face, selon l'épaisseur du filet. Pendant ce temps, dans une poêle à feu moyen-vif, faire dorer les tomates cerises pendant 2/3 minutes, ajouter les câpres et cuire encore 2/3 minutes. Servir le thon avec des tomates cerises et des câpres en accompagnement.

BAR EN PAPIER AUX ARTICHAUTS ET POMMES DE TERRE

Temps de préparation 50 minutes

ingrédients

pour 4 personnes

4 filets de bar

4 artichauts

4 pommes de terre moyennes

2 gousses d'ail émincées

1 citron

1/2 verre de vin blanc

Huile d'olive au goût

Sel et poivre au goût.

Feuilles de laurier au goût

Préparation

Préchauffer le four à 200°C. Nettoyez les artichauts et coupez-les en fines tranches. Épluchez les pommes de terre et coupez-les en cubes. Dans un bol, mélangez les artichauts, les pommes de terre, l'ail, le jus de citron, l'huile d'olive, le sel et le poivre. Divisez le mélange de légumes en 4 portions et disposez-les au centre de 4 feuilles de papier sulfurisé. Déposez un filet de bar sur chaque mélange de légumes. Pressez le citron sur les filets de bar, ajoutez un peu de sel et de poivre, une cuillerée d'huile d'olive et quelques feuilles de laurier. Fermez les papillotes et enfournez pour environ 20/25 minutes. Retirer du four, ouvrir le papier d'aluminium et servir.

BROCHETTES DE CREVETTES AVEC DES COURGETTES ET TOMATES

Pour 4 personnes

Temps de préparation : 20 minutes

Temps de cuisson : 10/12 minutes

ingrédients

500 g de crevettes décortiquées

2 courgettes moyennes

250 g de tomates cerises

1 gousse d'ail

2 cuillères à soupe

d'huile d'olive extra vierge

Sel et poivre au goût.

Préparation

Coupez les courgettes en tranches et lavez les tomates cerises. Enfiler les crevettes, les tranches de courgettes et les tomates cerises sur les brochettes en alternant. Dans une poêle, faire revenir l'ail avec l'huile d'olive. Ajoutez les brochettes et faites-les cuire à feu moyen 5/6 minutes de chaque côté. Assaisonnez avec du sel et du poivre selon votre goût. Servir chaud.

FILETS DE DAURADE AU CITRON AVEC SALADE D'ARTICHAUTS ET ASPERGES

Pour 4 personnes

Temps de préparation : 20 minutes

Temps de cuisson : 20/25 minutes

ingrédients

4 filets de daurade

8 artichauts

2 bottes d'asperges vertes

2 citrons

2 cuillères à soupe d'huile d'olive extra vierge

Sel et poivre au goût.

Préparation

Nettoyez les artichauts en enlevant les feuilles extérieures dures et en les coupant en quartiers. Égouttez-les 10 minutes dans l'eau bouillante et égouttez-les. Lavez les asperges et coupez-les en petits morceaux. Blanchissez-les 5 minutes dans l'eau bouillante et égouttez-les. Coupez le citron en fines tranches. Disposez les filets de daurade dans un plat allant au four et arrosez-les du jus d'un demi citron, d'une pincée de sel et de poivre. Disposez dessus les artichauts et les asperges, ajoutez les tranches de citron et l'huile d'olive. Couvrir le moule de papier sulfurisé et cuire au four préchauffé à 180°C pendant 20/25 minutes. Servir le poisson avec les légumes et assaisonner avec le jus de citron restant.

SOLE AU FOUR AUX ARTICHAUTS ET PERSIL

Temps de préparation : 20 minutes

Temps de cuisson : 30 minutes

Pour 4 personnes :

4 semelles

8 artichauts

1 gousse d'ail

1 brin de persil haché

Huile d'olive

Sel et poivre

Préparation

Nettoyez les artichauts, retirez les feuilles extérieures, retirez la pointe et la tige et coupez-les en quartiers. Placez les artichauts dans un bol avec de l'eau et du citron pour éviter qu'ils noircissent. Rincez les semelles, séchez-les avec du papier absorbant et salez-les légèrement. Dans une poêle, faire revenir l'ail avec l'huile d'olive, ajouter les artichauts et cuire 5/10 minutes jusqu'à ce qu'ils soient tendres. Prenez une plaque à pâtisserie, graissez-la avec de l'huile et placez-y la sole. Ajoutez les artichauts autour de la sole, saupoudrez de persil haché, assaisonnez de sel et de poivre et arrosez d'un filet d'huile d'olive. Placer la poêle dans un four préchauffé à 180°C et cuire environ 30 minutes, jusqu'à ce que le poisson soit doré et les artichauts tendres.

POIVRONS FARCIS AU QUINOA ET LÉGUMES

Temps de préparation : 10 minutes

Temps de cuisson : 30 minutes

pour 4 personnes :

Ingrédients:

4 gros poivrons

1 tasse de quinoa

2 gousses d'ail

1 courgette, 1 oignon

1 carotte, 1 tomate

1 tasse de fromage râpé

Huile d'olive

Sel et poivre au goût.

Préparation

Préchauffer le four à 200°C. Lavez les poivrons, retirez les chapeaux et retirez les graines et les filaments internes. Dans une casserole, faites cuire le quinoa selon les indications sur l'emballage. Dans une poêle, faites chauffer l'huile d'olive et faites revenir l'oignon et l'ail finement hachés. Ajoutez les dés de carotte et de courgette ainsi que la tomate hachée. Ajouter le quinoa cuit aux légumes et bien mélanger. Assaisonnez avec du sel et du poivre selon votre goût. Farcir les poivrons avec le mélange de quinoa et de légumes. Disposez les poivrons dans un plat allant au four et saupoudrez-les de fromage râpé. Cuire environ 30 minutes, jusqu'à ce que les poivrons soient tendres et que le fromage soit doré sur le dessus. Servir chaud.

COURGETTES FARCIES À LA RICOTTA ET AUX ÉPINARDS

Préparation : environ 20 minutes

Cuisson : environ 25 à 30 minutes

Portions : 4 portions

Ingrédients:

4 courgettes

200g d'épinards frais

200 g de ricotta fraîche

1 gousse d'ail

50 g de parmesan râpé

Huile d'olive vierge extra

Sel et poivre

Préparation

Préchauffer le four à 180°C (350°F). Coupez les courgettes en deux dans le sens de la longueur et videz-les avec une cuillère à café. Hachez l'ail et faites-le revenir dans une poêle avec de l'huile d'olive extra vierge. Ajouter les épinards dans la poêle et incliner. Dans un bol, mélangez la ricotta, le parmesan râpé, les épinards et l'ail. Assaisonnez avec du sel et du poivre. Farcir les courgettes avec le mélange obtenu. Placer les courgettes farcies dans une plaque à pâtisserie et cuire environ 25/30 minutes, jusqu'à ce qu'elles soient tendres au toucher avec une fourchette.

OMELETTE D'ARTICHAUTS ET OIGNONS

Préparation : environ 20 minutes

Cuisson : environ 20/25 minutes

Portions : 4 portions

Ingrédients:

6 œufs

2 artichauts

1 oignon

2 cuillères à soupe d'huile

Huile d'olive vierge extra

Sel et poivre

Préparation

Nettoyez les artichauts en enlevant les feuilles extérieures et les épines jusqu'à obtenir le cœur. Coupez-les en fines tranches. Hachez l'oignon et faites-le revenir dans une poêle avec de l'huile d'olive extra vierge. Ajouter les artichauts dans la poêle et cuire jusqu'à ce qu'ils soient tendres. Dans un bol, battez les œufs avec une pincée de sel et de poivre. Ajouter les artichauts et l'oignon aux œufs battus et bien mélanger. Versez le mélange dans la poêle où vous avez cuit les artichauts et faites cuire à feu moyen-doux pendant environ 10/12 minutes jusqu'à ce qu'ils soient cuits. Retournez l'omelette dans une assiette et faites-la cuire de l'autre côté pendant environ 5/7 minutes. Servir chaud.

SALADE D'ASPERGES AVEC DES OEUFS BOUILLIS ET AMANDES

Temps de préparation : 15 minutes

Temps de cuisson 20 minutes

Portions : 4

ingrédients:

450 gr. d'asperges, coupées

et coupé en morceaux de 1 pouce

4 œufs, bouillis et coupés en quartiers

1/4 tasse d'amandes tranchées, grillées

2 cuillères à soupe d'huile d'olive

1 cuillère à soupe de vinaigre de vin blanc

1 cuillère à café de moutarde de Dijon

Sel et poivre au goût

Préparation

Dans une grande casserole d'eau bouillante salée, blanchir les asperges pendant 23 minutes, jusqu'à ce qu'elles soient tendres et croustillantes. Égoutter et rincer à l'eau froide. Dans un petit bol, mélanger l'huile d'olive, le vinaigre, la moutarde, le sel et le poivre. Dans un grand bol, mélanger les asperges avec la vinaigrette. Répartissez les asperges dans quatre assiettes et décorez avec les œufs durs et les amandes grillées.

TARTE AUX ASPERGES ET RICOTTA

Temps de préparation : 15 minutes

Temps de cuisson : 40 minutes

Portions : 4

Ingrédients:

1 fond de tarte (fait maison ou du commerce)

450 gr. Asperges , coupées en morceaux de 1 pouce

1/2 tasse de ricotta

1/2 tasse de mozzarella râpée

2 œufs, 1/4 tasse de lait, 1/4 cuillère à café de sel

1/4 cuillère à café de poivre noir

1/4 de parmesan râpé

Préparation

Préchauffer le four à 375 °F. Abaisser la croûte à tarte et la placer dans un moule à tarte de 9 pouces. Dans une grande casserole d'eau bouillante salée, blanchir les asperges pendant 2/3 minutes, jusqu'à ce qu'elles soient tendres et croquantes. Égoutter et rincer à l'eau froide. Dans un bol moyen, fouetter ensemble la ricotta, la mozzarella, les œufs, le lait, le sel et le poivre. Disposez les asperges dans la tarte et versez dessus le mélange de ricotta. Saupoudrer le parmesan sur le gâteau. Cuire au four pendant 40 minutes, jusqu'à ce que la croûte soit dorée et que la garniture soit prête. Laissez le gâteau refroidir quelques minutes avant de le trancher et de le servir.

CHOU-FLEUR GRATINÉ À LA SAUCE TOMATE ET BASILIC

Temps de préparation 45/50 minutes ,

pour 4 personnes

Ingrédients:

1 tête de chou-fleur, cassée en fleurons

2 tasses de sauce tomate

1/4 tasse de basilic frais, haché

1/2 tasse de parmesan râpé

1/2 tasse de chapelure

2 cuillères à soupe d'huile d'olive

Sel et poivre au goût

Préparation

Préchauffer le four à 190°C. Cuire les fleurons de chou-fleur à la vapeur pendant environ 5 minutes ou jusqu'à ce qu'ils soient tendres. Dans un grand bol, mélanger la sauce tomate, le basilic haché, le sel et le poivre. Bien mélanger. Ajouter le chou-fleur cuit à la vapeur dans le bol et mélanger pour bien l'enrober. Transférez le mélange dans un plat allant au four. Dans un autre bol, mélanger le parmesan râpé et la chapelure. Bien mélanger. Saupoudrer le mélange de chapelure sur le mélange de chou-fleur. Verser un filet d'huile d'olive sur le dessus. Cuire au four préchauffé pendant environ 20 à 25 minutes ou jusqu'à ce qu'ils soient dorés et croustillants sur le dessus. Servir chaud.

ARTICHAUTS À LA ROMAINE
AUX POMMES DE TERRE

Temps de préparation 10 minutes

Temps de cuisson 45 minutes ,

pour 4 personnes

Ingrédients:

4 artichauts de taille moyenne

4 pommes de terre de taille moyenne

1 citron

1/4 tasse d'huile d'olive

1/2 verre d'eau

Sel et poivre au goût

Préparation

Préchauffer le four à 190°C. Lavez les artichauts et retirez les feuilles externes jusqu'à atteindre les feuilles internes tendres. Coupez le pouce supérieur de chaque artichaut et coupez la tige. Coupez les pommes de terre en quartiers. Dans un bol, mélanger le jus d'un citron, l'huile d'olive, le sel et le poivre. Bien mélanger. Tremper les artichauts et les pommes de terre dans le mélange citron-huile. Disposez les légumes dans un plat allant au four. Ajoutez 1/2 tasse d'eau au fond du plat. Couvrir le plat de papier d'aluminium. Cuire au four préchauffé pendant environ 45/50 minutes ou jusqu'à ce que les artichauts et les pommes de terre soient tendres. Retirez le papier d'aluminium et laissez cuire encore 5/10 minutes ou jusqu'à ce que les légumes soient dorés à la surface. Servir chaud.

ASPERGES AU FOUR AU JAMBON ET FROMAGE

Temps de préparation : 10 minutes

Temps de cuisson : 25 minutes

Portions : 4

Ingrédients:

450 gr. d'asperges, bouts durs coupés

120 gr. de jambon tranché finement, haché

100 gr. de fromage cheddar râpé

50 gr. de parmesan râpé

50 gr. tasse de chapelure

1 cuillère à soupe d'huile d'olive

Sel et poivre au goût

Préparation

Préchauffer le four à 375 °F. Disposer les asperges en une seule couche dans un plat allant au four. Versez l'huile d'olive sur les asperges et assaisonnez de sel et de poivre. Saupoudrer le jambon sur les asperges. Dans un autre bol, mélanger le cheddar, le parmesan et la chapelure. Saupoudrer le mélange de fromage sur le jambon et les asperges. Cuire au four de 25 à 30 minutes ou jusqu'à ce que le fromage soit fondu et bouillonnant.

OMELETTE AUX ASPERGES ET BACON

Temps de préparation : 10 minutes

Temps de cuisson : 15 minutes

Portions : 4

ingrédients:

8 oeufs

1 tasse de lait

450 gr. Asperges coupées en morceaux de 1 pouce

8 tranches de bacon, hachées

100 g de cheddar râpé

Sel et poivre au goût

1 cuillère à soupe de beurre

Préparation

Dans un bol, fouettez ensemble les œufs et le lait. Assaisonnez avec du sel et du poivre. Dans une grande poêle, cuire le bacon jusqu'à ce qu'il soit croustillant. Retirer avec une écumoire et réserver. Ajouter les asperges dans la poêle et cuire 3 à 4 minutes jusqu'à ce qu'elles soient tendres. Retirer de la poêle et réserver. Faire fondre le beurre dans la poêle à feu moyen. Versez le mélange d'œufs et laissez cuire 2/3 minutes jusqu'à ce que les bords commencent à prendre. Ajouter les asperges et le bacon à la moitié de l'omelette. Saupoudrer de fromage cheddar. À l'aide d'une spatule, repliez l'autre moitié de l'omelette sur la garniture. Cuire encore 2/3 minutes jusqu'à ce que le fromage fonde et que l'œuf soit cuit. Servir chaud.

TRANCHES DE BOEUF AVEC ROQUETTE ET TOMATES

Temps de préparation 10 minutes

Temps de cuisson 20 minutes

Pour : 4

Ingrédients:

500 gr. Longe de bœuf , tranchée finement

4 tasses de roquette fraîche

1 tasse de tomates cerises, coupées en deux

2 cuillères à soupe d'huile d'olive

Sel et poivre noir au goût

Préparation

Faites chauffer une grande poêle à feu moyen-vif et ajoutez 1 cuillère à soupe d'huile d'olive. Assaisonnez les tranches de bœuf avec du sel et du poivre, puis ajoutez-les à la poêle et faites cuire 3 à 5 minutes de chaque côté, ou jusqu'à ce qu'elles soient dorées et bien cuites. Retirez la viande de la poêle et laissez-la reposer. Dans un grand bol, mélanger la roquette et les tomates cerises avec le reste de la cuillère à soupe d'huile d'olive. Servir la viande sur un plateau ou dans des assiettes individuelles, garnie du mélange roquette et tomates.

RAGOÛT DE BOEUF AUX POMMES DE TERRE ET CAROTTES

Temps de préparation : 20 minutes

Temps de cuisson : 1 heure

Pour : 4

Ingrédients:

600 gr. de viande de ragoût de bœuf ,
couper en morceaux de 1 pouce

4 tasses de bouillon de bœuf

2 tasses d'eau

1 gros oignon, haché

4 gousses d'ail, émincées

4 pommes de terre moyennes, pelées
et coupé en morceaux de 1 pouce

4 carottes moyennes, pelées et

couper en morceaux de 1 pouce

2 feuilles de laurier

2 cuillères à café de thym séché

Sel et poivre noir au goût

Préparation

Dans une grande casserole ou un faitout, faites chauffer 1 cuillère à soupe d'huile d'olive à feu moyen-vif. Ajouter la viande et cuire jusqu'à ce qu'elle soit dorée de tous les côtés, environ 5 minutes. Retirez la viande de la poêle et réservez-la. Ajouter l'oignon haché dans la casserole et cuire jusqu'à ce qu'il soit ramolli, environ 5 minutes. Ajouter l'ail émincé et cuire encore une minute.

Remettez la viande dans la marmite et ajoutez le bouillon de bœuf, l'eau, les feuilles de laurier, le thym, le sel et le poivre. Portez le mélange à ébullition, puis réduisez le feu à doux et laissez mijoter à couvert pendant 1 heure. Ajoutez les pommes de terre et les carottes hachées dans la casserole et laissez mijoter à couvert pendant encore une heure ou jusqu'à ce que les légumes soient tendres et que la viande soit bien cuite. Retirez les feuilles de laurier et servez le ragoût de bœuf chaud, garni de persil haché si désiré.

BOEUF ET ASPERGES DANS UNE POÊLE

Temps de préparation : 10 minutes

Temps de cuisson : 15 minutes

Pour : 4

Ingrédients:

500 gr. de longe de bœuf tranchée finement

1 botte d'asperges fraîches, lavées

et coupé en morceaux de 2 pouces

2 gousses d'ail, hachées finement

1 piment rouge finement haché (facultatif)

2 cuillères à soupe d'huile d'olive

Sel et poivre noir au goût

Jus d'un demi citron

Persil frais haché pour la garniture

Préparation

Faites chauffer l'huile d'olive dans une grande poêle à feu moyen-vif. Ajouter l'ail émincé et le piment (le cas échéant) et faire sauter pendant environ 1 minute. Ajouter les tranches de viande dans la poêle et cuire 2 à 3 minutes de chaque côté, ou jusqu'à ce qu'elles soient dorées et cuites à votre goût. Retirez la viande de la poêle et réservez-la. Ajouter les asperges dans la même poêle et faire sauter pendant environ 5/7 minutes, ou jusqu'à ce qu'elles soient tendres mais toujours croquantes . Ajoutez le jus de citron dans la poêle et mélangez bien. Remettez la viande dans la poêle et faites-la chauffer pendant environ 1/2 minute. Assaisonner avec du sel et du poivre noir au goût. Servir le bœuf et les asperges chauds, garnis de persil haché.

RÔTI DE BOEUF AVEC ARTICHAUTS ET POMMES DE TERRE

Temps de préparation : 20 minutes

Temps de cuisson : 1 heure

Pour : 4

Ingrédients:

500g de rosbif

100 gr. Des coeurs d'artichauts ,
égoutté et coupé en quartiers

4 pommes de terre moyennes, pelées
et coupé en petits morceaux

4 gousses d'ail, émincées

2 cuillères à soupe d'huile d'olive

2 cuillères à café de thym séché

Sel et poivre noir au goût

Préparation

Préchauffer le four à 190°C. Dans un grand plat allant au four, mélanger les pommes de terre, les cœurs d'artichauts, l'ail, le thym, l'huile d'olive, le sel et le poivre noir jusqu'à ce qu'ils soient bien enrobés. Placer le rôti de bœuf sur les légumes dans la rôtissoire. Rôtir au four préchauffé pendant environ 1 heure ou jusqu'à ce que la viande soit cuite à votre goût et que les légumes soient tendres et croustillants. Laissez la viande reposer environ 10 minutes avant de la trancher. Servir le rosbif avec les artichauts rôtis et les pommes de terre en accompagnement.

BOULETTES DE BOEUF AUX ÉPINARDS

Temps de préparation : 20 minutes

Temps de cuisson : 25 minutes

Pour : 4

Ingrédients:

500 g de viande hachée

1/2 tasse de chapelure

1/4 tasse de lait

1 oeuf

2 gousses d'ail, hachées

1/4 de parmesan râpé

1/4 tasse de persil frais haché

1/2 cuillère à café de sel

1/4 cuillère à café de poivre noir

4 tasses de feuilles d'épinards frais

1 cuillère à soupe d'huile d'olive

1 pot (24 onces) de sauce marinara

Parmesan râpé pour la garniture

Préparation

Préchauffer le four à 200°C. Dans un grand bol, mélanger le bœuf haché, la chapelure, le lait, l'œuf, l'ail, le parmesan râpé, le persil haché, le sel et le poivre noir jusqu'à ce que le tout soit bien mélangé. Avec vos mains, façonnez 16 boulettes de viande avec le mélange. Faites chauffer l'huile d'olive dans une grande poêle allant au four à feu moyen-vif.

Ajouter les boulettes de viande dans la poêle et cuire environ 5 à 7 minutes, ou jusqu'à ce qu'elles soient dorées de tous les côtés. Retirez la casserole du feu et ajoutez les feuilles d'épinards sur les boulettes de viande. Versez la sauce marinara sur les épinards et les boulettes de viande. Cuire au four préchauffé pendant environ 20/25 minutes, ou jusqu'à ce que les boulettes de viande soient cuites et que les épinards soient flétris . Servir chaud, garni de flocons de parmesan.

CÔTELETTES DE PORC AUX POMMES ET POMMES DE TERRE

Temps de préparation : 20 minutes

Temps de cuisson : 60 minutes

Pour : 4

Ingrédients:

700 gr. Côtes de porc, coupées en morceaux

4 pommes de terre moyennes, pelées et coupées en morceaux

3 pommes moyennes, épépinées et coupées en morceaux

1 gros oignon, haché

2 gousses d'ail, hachées

1/4 tasse d'huile d'olive

1/4 tasse de vinaigre de cidre de pomme

1 cuillère à soupe de cassonade

1 cuillère à soupe de thym séché

Sel et poivre noir au goût

Préparation

Préchauffer le four à 175°C. Dans un grand bol, fouetter ensemble l'huile d'olive, le vinaigre de cidre de pomme, la cassonade, le thym séché, le sel et le poivre noir. Ajouter les côtes de porc dans le bol et mélanger pour bien les enrober de marinade. Dans un grand plat allant au four, répartir l'oignon haché, les pommes de terre et les pommes. Placer les côtes de porc marinées sur les légumes dans le plat allant au four. Couvrir hermétiquement la plaque à pâtisserie de papier d'aluminium.

Rôtir au four préchauffé pendant environ 1 heure et 30 minutes, ou jusqu'à ce que le porc soit bien cuit et tendre. Retirez le papier d'aluminium de la poêle et faites cuire encore 10 à 15 minutes, ou jusqu'à ce que le porc soit doré et croustillant. Laissez le porc reposer environ 5 minutes avant de servir. Servir chaud, avec des pommes de terre rôties et des pommes en accompagnement.

RÔTI DE PORC AUX
PRUNES ET CAROTTES

Temps de préparation : 15 minutes

Temps de cuisson : 60 minutes

Pour : 4

Ingrédients:

700 gr. de longe de porc désossée

Sel et poivre noir au goût

1 cuillère à soupe d'huile d'olive

1 oignon, haché

3 gousses d'ail, émincées

1 tasse de prunes dénoyautées

1 tasse de bouillon de poulet

1/4 tasse de miel

2 cuillères à soupe de moutarde de Dijon

1 livre de carottes, pelées et coupées en morceaux

Préparation

Préchauffer le four à 190°C. Assaisonner la longe de porc avec du sel et du poivre noir de tous les côtés. Faites chauffer l'huile d'olive dans une grande poêle allant au four à feu moyen-vif. Ajouter la longe de porc dans la poêle et cuire environ 5 minutes ou jusqu'à ce qu'elle soit dorée de tous les côtés. Retirez le porc de la poêle et réservez-le dans une assiette. Ajouter l'oignon haché et l'ail émincé dans la poêle et faire sauter pendant environ 23 minutes ou jusqu'à ce que l'oignon soit translucide.

Ajoutez les prunes dénoyautées, le bouillon de poulet, le miel et la moutarde de Dijon dans la poêle et mélangez. Remettez la longe de porc dans la poêle et versez la sauce sur le porc. Ajouter les morceaux de carottes dans la poêle autour de la longe de porc. Rôtir au four préchauffé pendant environ 1 heure ou jusqu'à ce que le porc soit bien cuit et tendre. Laissez le porc reposer environ 5/10 minutes avant de le trancher. Servir chaud, garni de persil frais haché si désiré.

BROCHETTES DE PORC AUX LÉGUMES GRILLÉS

Temps de préparation : 20 minutes

Temps de cuisson : 15 minutes

Pour : 4

Ingrédients:

450 gr. Filet de porc, coupé en cubes de 1 pouce

Sel et poivre noir au goût

1/4 tasse d'huile d'olive

2 cuillères à soupe de vinaigre balsamique

1 cuillère à soupe de miel

1 cuillère à soupe de moutarde de Dijon

2 gousses d'ail, hachées

1 poivron rouge épépiné et coupé en morceaux

1 poivron jaune épépiné et coupé en morceaux

1 courgette, coupée en morceaux

1 oignon rouge, haché

8 brochettes en bois trempées dans l'eau pendant au moins 30 minutes

Préparation

Préchauffer un gril ou une poêle à griller à feu moyen/vif. Assaisonnez les cubes de porc avec du sel et du poivre noir de tous les côtés. Dans un petit bol, fouetter ensemble l'huile d'olive, le vinaigre balsamique, le miel, la moutarde de Dijon et l'ail émincé.

Enfiler les cubes de porc assaisonnés sur les brochettes en bois imbibées en alternant avec les morceaux de poivrons, de courgettes et d'oignon rouge. Badigeonner les brochettes de marinade sur toutes les faces. Faites griller les brochettes sur le gril ou la poêle préchauffée pendant environ 10 à 15 minutes, ou jusqu'à ce que le porc soit bien cuit et que les légumes soient carbonisés et tendres. Servir chaud, garni de persil frais haché ou de coriandre si désiré.

FILET DE PORC SAUCE MOUTARDE ET MIEL

Temps de préparation : 15 minutes

Temps de cuisson : 25 minutes

Durée totale : 40 minutes

Pour : 4

Ingrédients:

4 filets de porc, sel et poivre

2 cuillères à soupe d'huile d'olive

2 cuillères à soupe de moutarde de Dijon

2 cuillères à soupe de miel

1 cuillère à soupe de sauce soja

1/4 tasse de bouillon de poulet

1/4 tasse de crème épaisse

Préparation

Préchauffer le four à 200°C. Assaisonnez les filets de porc avec du sel et du poivre. Faites chauffer l'huile d'olive dans une grande poêle à feu moyen-vif. Ajouter les filets de porc et cuire 2/3 minutes de chaque côté jusqu'à ce qu'ils soient dorés. Transférez les filets de porc dans un plat allant au four. Dans un petit bol, fouetter ensemble la moutarde de Dijon, le miel, la sauce soja et le bouillon de poulet. Versez le mélange de moutarde sur les filets de porc. Cuire 15 à 20 minutes ou jusqu'à ce que les filets de porc soient cuits. Transférer les filets de porc dans une assiette de service. Versez la crème dans la casserole et mélangez avec la sauce moutarde. Cuire encore 2/3 minutes ou jusqu'à ce que la sauce ait épaissi. Versez la sauce sur les filets de porc et servez.

RECETTES
D'ACCOMPAGNEMENT

SALADE D'ÉPINARDS ET DE FRAISE

Temps de préparation : 15 minutes

Temps de cuisson : 0 minute

Doses pour 4 personnes :

Ingrédients:

Épinards frais : 200 g

Fraises : 200 g

Fêta : 100 g

Noix décortiquées : 50 g

Vinaigre balsamique : 2 cuillères à soupe

Huile d'olive extra vierge : au goût

Sel au goût

Poivrer au besoin

Préparation:

Lavez bien les épinards et séchez-les. Lavez les fraises, retirez les tiges et coupez-les en tranches. Émiettez la feta. Décortiquez les noix et hachez-les grossièrement. Dans un grand bol, mélanger les épinards, les fraises, la feta, les noix, le vinaigre balsamique, l'huile, le sel et le poivre. Mélangez bien et servez aussitôt.

LÉGUMES GRILLÉS

Temps de préparation : 10 minutes

Temps de cuisson : 20 minutes

Doses pour 4 personnes :

Ingrédients:

Poivrons : 2 (environ 400 g)

Aubergine : 1 (environ 300 g)

Courgette : 1 (environ 200 g)

Oignon : 1 (environ 100 g)

Huile d'olive extra vierge : au goût

Sel au goût

Poivrer au besoin

Note:

Préparation

Lavez les légumes et coupez-les en morceaux de taille similaire. Disposez les légumes sur une plaque à pâtisserie recouverte de papier sulfurisé. Arroser d'huile, de sel et de poivre. Cuire au four préchauffé à 200°C pendant 20 minutes ou jusqu'à ce que les légumes soient dorés et tendres. Pour les légumes grillés, vous pouvez utiliser n'importe quel type de légume que vous préférez. Les légumes grillés peuvent être servis chauds ou froids, en accompagnement ou en plat principal.

QUINOA AUX LÉGUMES

Temps de préparation : 20 minutes

Temps de cuisson : 20 minutes

Doses pour 4 personnes :

Ingrédients

200 g de quinoa

400 g de mélange de légumes (par exemple, courgettes, poivrons, aubergines, oignons)

2 cuillères à soupe d'huile d'olive extra vierge

1 gousse d'ail

sel au goût

Poivre à goûter

Basilic frais (facultatif)

Préparation:

Lavez le quinoa sous l'eau courante pour éliminer la saponine. Dans une casserole, cuire le quinoa dans l'eau bouillante pendant environ 15 minutes ou jusqu'à ce qu'il soit tendre. Pendant ce temps, lavez les légumes et coupez-les en petits morceaux. Dans une poêle, faites chauffer l'huile d'olive et faites revenir l'ail pendant une minute. Ajouter les légumes et cuire environ 10 minutes ou jusqu'à ce qu'ils soient tendres. Sel et poivre au goût. Égouttez le quinoa et ajoutez-le aux légumes cuits. Bien mélanger et servir avec du basilic frais, si désiré.

HARICOTS VERTS VAPEUR AUX AMANDES GRILLÉES

Temps de préparation : 10 minutes

Temps de cuisson : 10 minutes

Doses pour 4 personnes :

Ingrédients

400 g de haricots verts

50 g d'amandes décortiquées

2 cuillères à soupe d'huile d'olive extra vierge

1 cuillère à soupe de jus de citron

sel au goût

Poivre à goûter

Préparation:

Lavez les haricots verts et coupez les extrémités. Faites cuire les haricots verts à la vapeur pendant environ 10 minutes ou jusqu'à ce qu'ils soient tendres. Pendant ce temps, faites griller les amandes dans une poêle antiadhésive pendant quelques minutes ou jusqu'à ce qu'elles soient dorées. Dans un bol, mélanger les haricots verts cuits, les amandes grillées, l'huile d'olive, le jus de citron, le sel et le poivre. Bien mélanger et servir.

Astuces : Pour une saveur plus intense, vous pouvez faire mariner les légumes avant de les cuire. Vous pouvez utiliser n'importe quel type de légume pour le quinoa. Vous pouvez ajouter d'autres ingrédients aux amandes grillées, comme des raisins secs ou des pignons de pin. Haricots verts cuits à la vapeur avec amandes grillées servis en accompagnement.

SALADE DE CONCOMBRES ET TOMATES

Temps de préparation : 15 minutes

Temps de cuisson : 0 minutes

Doses pour 4 personnes :

Ingrédients

2 concombres moyens (environ 400 g)

4 tomates moyennes (environ 500 g)

1 oignon rouge moyen (environ 150 g)

1/4 tasse (60 ml) d'huile d'olive extra vierge

2 cuillères à soupe (30 ml) de jus de citron frais

1 cuillère à soupe (15 ml) de vinaigre balsamique

1/2 cuillère à café de sel fin

1/4 cuillère à café de poivre noir moulu

1/4 tasse (60 g) de feta émiettée (facultatif)

1/4 tasse (60 g) d'olives noires dénoyautées (facultatif)

Préparation:

Lavez soigneusement les concombres, les tomates et l'oignon rouge. Séchez bien les légumes avec un chiffon propre. Coupez les concombres en deux dans le sens de la longueur puis en fines tranches. Coupez les tomates en deux puis en fines tranches en enlevant les pépins. Émincez finement l'oignon rouge. Dans un grand bol, mélanger les concombres, les tomates et l'oignon rouge. Assaisonner avec de l'huile d'olive extra vierge, du jus de citron, du vinaigre balsamique, du sel et du poivre.

Remuer délicatement pour bien mélanger l'assaisonnement. Ajouter la feta émiettée et les olives noires, si désiré. Mélangez à nouveau et servez la salade fraîche.

Conseil:

Pour une saveur plus intense, vous pouvez ajouter des herbes fraîches hachées à la salade, comme du basilic, de la menthe ou de l'origan.

BROCOLI SAUTÉ À L'AIL ET AU CITRON

Temps de préparation : 15 minutes

Temps de cuisson : 10 minutes

Doses pour 4 personnes :

Ingrédients:

1 brocoli : 500 g

Ail : 8 g

Jus de citron frais : 15 ml

Huile d'olive extra vierge : 20 g

Sel au goût

Poivrer au besoin

Préparation:

Lavez soigneusement le brocoli et coupez-le en fleurons. Dans une grande poêle, faites chauffer l'huile d'olive extra vierge et faites revenir l'ail jusqu'à ce qu'il soit doré. Ajouter les fleurons de brocoli et cuire environ 5 minutes en remuant de temps en temps. Ajoutez le jus de citron et laissez cuire encore 5 minutes ou jusqu'à ce que le brocoli soit tendre. Sel et poivre au goût. Servir le brocoli sauté avec de l'ail chaud et du citron.

Conseil:

Pour une saveur plus intense, vous pouvez ajouter une pincée de poudre de chili au brocoli pendant la cuisson. Le brocoli sauté à l'ail et au citron peut être enrichi d'autres ingrédients, comme du bacon croustillant, des pignons de pin grillés ou de la ricotta salée. Ce plat est une excellente source de vitamines et de minéraux.

ASPERGES GRILLÉES AU CITRON ET PARMESAN

Temps de préparation : 10 minutes

Temps de cuisson : 10 minutes

Doses pour : 4 personnes

Ingrédients:

500 g d'asperges lavées et pointes fendues

2 cuillères à soupe d'huile d'olive

Le zeste râpé d'1 citron

Jus d'1/2 citron

Sel au goût

Poivrer au besoin

Parmesan râpé pour la garniture

Fines tranches de citron pour la décoration (facultatif)

Persil frais haché pour la garniture (facultatif)

Préparation:

1. Préparez les asperges : Lavez les asperges et coupez les extrémités dures. 2. Faire mariner les asperges : Dans un grand bol, mélanger les asperges avec l'huile d'olive, le zeste de citron râpé, le jus de citron, le sel et le poivre. Assurez-vous que les asperges sont uniformément enrobées. 3. Griller les asperges : Chauffer un gril ou une poêle antiadhésive à feu moyen-vif. Placer les asperges sur le gril et cuire environ 45 minutes de chaque côté, en les retournant une fois, jusqu'à ce qu'elles soient tendres et légèrement dorées.

4. Compléter le plat : Transférer les asperges grillées dans un plat de service. 5. Garnir et servir : Saupoudrer les asperges de beaucoup de parmesan râpé. Si vous le souhaitez, décorez de fines tranches de citron et de persil frais haché. Servir les asperges grillées chaudes en accompagnement élégant et savoureux

CONCLUSION

Merci d'avoir fait ce voyage avec nous à travers le monde du régime DASH. Nous espérons que ce livre vous a apporté non seulement les connaissances dont vous avez besoin pour améliorer votre santé, mais également l'inspiration nécessaire pour adopter un mode de vie plus sain et plus équilibré. Le régime DASH n'est pas seulement un régime ; c'est un véritable mode de vie qui peut transformer votre bien-être physique et mental. À travers les chapitres de ce livre, nous avons exploré les avantages scientifiques du régime DASH, proposé des outils pratiques pour la planification des repas et partagé des recettes délicieuses et nutritives. Nous espérons que ces ressources vous ont permis d'adopter plus facilement le régime DASH dans votre routine quotidienne et vous ont motivé à faire des choix sains pour vous et votre famille.

N'oubliez pas que chaque petit pas vers une meilleure nutrition est un grand pas vers une vie plus saine.

La cohérence est la clé du succès et chaque changement positif, aussi petit soit-il, peut avoir un impact important à long terme. N'oubliez pas d'écouter votre corps, de faire de l'exercice régulièrement et de maintenir un équilibre entre l'esprit et le corps. Nous vous invitons à partager votre expérience avec le régime DASH. Vos avis et commentaires sont extrêmement précieux pour nous et les autres lecteurs.

Si vous avez trouvé ce livre utile, laissez-nous un commentaire et dites-nous comment le régime DASH a affecté votre vie. Vos paroles peuvent inspirer les autres à suivre le même chemin vers une meilleure santé. Merci encore d'avoir choisi le « Régime DASH 2025 » pour vous guider dans votre voyage vers le bien-être. Nous vous souhaitons santé, bonheur et succès continu dans votre aventure avec le régime DASH. Avec gratitude,

[KLARLOCK]